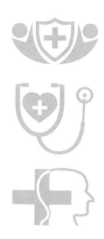

陪诊师
从业指南

PEIZHENSHI CONGYEZHINAN

徐启华

—主编—

学林出版社

　　本书由上海市养老服务行业协会、上海市民政传媒中心
"陪诊师从业指南——教材开发出版项目"资助出版

编委会

主　编　徐启华
副主编　石晓燕　张　捷
编　委　刘　涛　张素贤　柳晓红　从　丽

序 言

　　上海是我国最早步入老龄化社会的城市，截至 2022 年底，统计数据显示，上海市 60 岁及以上老年人口规模已达 553.66 万人，占全市总人口的比重高达 36.8%，已步入深度老龄化的阶段。预计到 21 世纪中叶，上海老年人口数将达到 700 余万，由此表明上海老龄化程度在未来若干年内依然呈现出加速发展的态势，将面临更大的挑战。

　　为积极应对人口老龄化、推动养老服务业快速发展，上海紧紧围绕构建"五位一体"社会化养老服务体系这一总体目标，大力推动各类养老服务基础设施的建设，先后出台了若干重要法规和重大政策措施，加快培养与养老服务高质量发展相适应的人才队伍，加强对养老服务行业的监管、不断提高养老服务质量，已经形成了具有鲜明中国特色和上海特点的"大城养老"新模式，也为我国积极应对人口老龄化、大力发展养老服务事业和产业提供了成功的范例。

　　近年来，上海在推动养老服务发展进程中，进一步将工作重心和重点转移到社区和居家，大力发展社区嵌入式养老，重点打造"枢纽型"社区养老服务综合体，全面推进集长照、日托、全托、助餐、助医、辅具租赁、康复、娱乐、教育、咨询等功能于一体的"15分钟生活圈"，切实满足老年人多样化、个性化的需求，提供更加优质、便捷的养老服务，帮助广大老年人实现原居养老的梦想。

在实践中，我们发现在为老年人提供越来越丰富的个性化服务的同时，老年人的部分刚性需求依然没有得到有效地满足。比如一些高龄独居、行动不便的老人到医院看病还存在很大的困难，看病过程难的问题越来越突出，已经逐渐成为社区居家养老的痛点和难点。虽说有的老年人有家属和子女陪同，但仍有相当多老年人只能独自到医院就医。医疗卫生部门为了方便老年人看病，几乎在所有大型医院都开展导医等志愿服务，帮助老年人就医。但缘于大医院"人满为患"，导医也只能提供一些简单的咨询和提示服务，对一些老年人来说，要顺利完成就医的全过程、正确操作各种智能设备依然存在很大的困难。虽然市场早就存在各种陪诊服务，但由于门槛低、从业人员背景复杂，又没有经过专门的培训，更没有政府和行业的监督和指导，经常发生欺诈、医托、推销、侵害老年人权益等不法行为。如何在政府和行业的支持和指导下，帮助老年人顺利就医，解决老年人生活中的急难愁盼，已经成为当下一个亟待解决的难题。

2023年9月，上海市养老服务行业协会与上海开放大学尝试合作开展"陪诊师"专业培训，全市共有575名参训学员经培训考核合格后，获取了首批"上海养老服务陪诊师"证书，自此陪诊服务有了自己的"正规军"，成为上海养老服务又一创新之举，受到政府和社会各界的高度肯定，央视等众多媒体也进行了跟踪报道。

2024年1月，国务院办公厅印发《关于发展银发经济增进老年人福祉的意见》，意见中明确将"培育发展专业助老陪护机构，拓展陪护场景""鼓励养老服务机构拓展助老服务功能，提供代收代缴、挂号取药等服务"列为发展民生事业、解决养老服务急难愁盼问题的具体举措。

为了进一步规范陪诊行为、切实维护好老年人合法权益，引导陪诊服务持续健康有序发展，上海市养老服务行业协会组织专家编写了《陪诊师从业技能要求》和《陪诊服务规范》两项团体标准。为提高培训的质量，更加突出培训的专业性、针对性、实用性和有效性，在总结 2023 年培训工作经验和做法的基础上，我们组织专班编写《陪诊师从业指南》。本书精心编排了五个章节，覆盖了包括职业道德准则、医疗机构概况、基础医疗知识和技能以及具体的案例教学等内容。在编写的过程中，我们深入医院、高校、养老服务机构、陪诊服务机构等实地调研走访，力求掌握第一手的资料；同时还广泛听取老年人及家属的意见和建议，并邀请医疗和养老行业专家进行精心指导，希望能从最实用和适用角度，帮助从业人员能够在比较短的时间尽可能掌握更多的陪诊服务专业技能和知识，从而成为一名合格的"陪诊师"，更好地履行陪诊师的职责，共同推动陪诊服务行业的健康发展。

展望未来，相信在大家的共同努力和积极参与下，在政府的支持和指导下，我们将拥有一支有爱心、有情怀、有责任、有素质的专业陪诊师队伍，建立起一套更加规范严谨、体系完备、和谐共生的陪诊服务体系，为广大老年人提供更加优质、高效、安全的陪诊服务。

让老年人老有所养、老有所依、老有所乐、老有所安，让所有老年人都能有一个幸福美满的晚年，这是我们始终不渝的初心和使命。征途漫漫，让我们共同为之奋斗。

2024 年 9 月

目 录

第一章

职业道德与岗位认知

一、陪诊服务的定义与特点

（一）陪诊服务的定义

从国内整个行业的发展状况来看，"陪诊服务"是个统称。国外也有相应的服务，统称"Escort Service"，服务形态包含了陪同就医、陪同紧急医疗转诊、陪同转院、陪同康复等。在一些欧洲国家，以上所提及的服务已经被整合进入医疗健康服务体系，且也被纳入医疗保险的报销范围，所以每一项"陪同"服务都有具体的命名，且有详细的定义、适用服务对象、适用场所、服务流程及费用要求。根据服务性质主要分为：急性医疗照护环境中的"陪同医疗"（Medical Escort）和社会照护环境中的"陪同就诊"（Health Care Escort）。"陪同医疗"主要由医生和护士承担，聚焦在协助前来医院就医的服务对象就医、转诊、转医、紧急就医等，主要涉及紧急情况的处理、复杂医疗程序的交接、医疗护理文件和物品的转移等。这项服务的主要目的是确保转诊过程中服务对象安全和健康医疗服务供给的效率。"陪同就诊"则侧重于日常问诊、常规检查、康复服务、慢性病治疗及在诊疗过程中的协助和照护服务等，更加强调服务对象长期医疗照护的安全性、连续性、有效性和完整性。

在我国台湾地区，为缓解老年人就医治疗压力，提升诊疗效果和全面幸福感，"陪诊服务"作为"老年友善医院"的重点项目施行一段时间后，"长照2.0"（即长期照护2.0）也将该项目纳入社区长期照护项目范围，从而成为普及性福利。

陪诊服务在国内刚刚萌生，在执业规范、服务标准和监管方面仍需探究，尚未成为认定的职业，但其服务本身已具备与其他国家同类服务的特征。本书与上海市养老服务行业协会发布的《陪诊师从业技能要求》团体标准一致，重点关注社会照护中的陪诊服务，也将陪诊服务定义为"陪同及协助服务对象至医疗机构接受诊疗全过程服务"。

简单言之，陪诊师在医疗服务环境中不直接提供服务，但协助服务对象接受服务。在社会服务环境中，陪诊师直接提供服务。这两种服务有清晰的目标就是让服务对象更安全和更健康。因此，陪诊师的工作目标一是通过联结人与环境体系，以获得资源，协助服务对象完成诊疗服务；二是促进服务对象的健康和安全。

（二）陪诊服务的五个阶段

根据陪诊服务的定义，"社会化"的陪诊服务应由五个阶段构成，以确保完整性和有效性。

诊疗前准备：通过信息采集掌握协助服务的基本情况和就医诉求，后进行合理规划，并协助服务对象预约挂号。通过资料清单、注意事项提醒及风险告知等方式让服务对象和家属清楚地了解需要准备的资料、物品及陪诊方案。

安全转移：通过系统性地分析服务对象的风险因素确定安全的出行方式，包括是否需要家属共同陪诊和交通方式，协助服务对象从指定接送地点安全到达诊疗地点并安全地返回接送地点。

接受正确的诊疗：协助服务对象到达正确的诊疗地点，做好资料交接，让有能力的服务对象自行接受诊疗以保护隐私。如服务对象因有沟通障碍，陪诊师需协助服务对象与医疗人员沟通诉求，确保服务对象接受有效的诊疗服务。

及时响应护理需求：在陪诊过程中及时响应护理需求包含了时间价值和专业能力的伦理规范。陪诊师需要具备较强的照护技能，根据服务对象诊疗过程中的各项照护需求，及时、正确地提供对应的照护服务，确保服务对象安全、舒适。

诊疗后关怀：在诊疗后与服务对象或家属交接就诊资料、医嘱及照护事项。同时做好服务对象的情绪安抚工作和健康指导，确保照护服务的连续性和服药依从性，有利于恢复健康。

（三）陪诊服务的特点

有专业评论指出，陪诊服务在宏观层面上促进老年卫生健康照护系统的垂直性整合和老年健康服务连续性的供给。在微观层面上有效地影响老年人就医行为，尤其在安全性和依从性方面。陪诊服务无论是在急性诊疗或慢性诊疗环境中，均对老年人的健康有积极作用，并为他们的生活质量和生命质量做出一定贡献。因此，陪诊服务已经逐步发展成为老年照护事业的一部分。陪诊师是有明确工作目标和使命的职业，还同时扮演多元角色。

1. 陪诊师是个案管理者

陪诊师需要在不侵犯隐私的前提下运用调查、评估等方法全方位了解服务对象，利用专业知识为服务对象制定个性化陪诊方案；执行方案并将整个过程所有信息整理、记录并入档。

2. 陪诊师是直接照护服务提供者

在执行陪诊服务的过程中，陪诊师需要运用专业护理知识协助服务对象出行，并在陪诊过程中实施必要的护理服务，确保服务对象安全和舒适。

3. 陪诊师是协调沟通者

陪诊师最核心的工作之一是协调沟通，包括与护理对象、家属和医护人员的沟通。当中需要运用心理方面和专业方面的技巧，而不是简单的转述。举例说明，服务对象有可能因为情绪稳定性下降，也有可能因为医院环境的刺激而导致诊疗配合程度低，陪诊师应为其提供情感支持和鼓励，采用疏导、安慰、共情方法帮助服务对象建立面对病痛的积极态度。

4. 陪诊师是倡导者

陪诊师是服务对象的诊疗照护倡导者。如服务对象在精神上无行事能力或不能自行选择诊疗，陪诊师应在与家属或监护人充分沟通后代为与医护人员沟通，确保服务对象者获得符合其最佳利益的照护服务。

二、职业道德和职业行为守则

（一）陪诊职业道德守则

职业操守是在从事职业活动中必须遵从的最基本道德和行业规范，具有基础性和制约性的特点，所有从业人员必须遵守。陪诊职业守则须基于"陪同和协助服务对象安全地获得正确的诊疗服务"的基本职业要求，明确职业的核心价值及专业操守准则，并引导从业人员履行自身职责和合法合规开展业务活动。

陪诊师既是职业也是专业，所以需具备专业知识，并通过专业培训，遵照所属相关领域的职业伦理规范提供服务。与陪诊服务最为密切相关的是护理专业，因此以下将从护理人员的职业道德和职业伦理论述陪诊服务的职业守则。

1. 职业道德

职业道德是适应各种职业的要求而必然产生的道德规范，是社会占主导地位的道德在职业生活中的具体体现，是人们在履行本职工作过程中应遵循的行为规范和准则的总和。职业道德是在特定职业实践中形成和发展的，它除了具有社会道德的一般特征外，还有自身的特征。

首先，在范围和对象上，具有明显的专业性。虽然各个行业的职业道德的内容具备共同性，但每个行业的职业道德的核心内容和对象是根据行业自身的发展而形成，并在一定范围内起调节和约束作用。换一种说法，陪诊职业道德是在陪诊服务实践中逐步形成的，它仅对该行业的从业人员有调节和约束作用，因此它具有明显的专业性，而不具备普适性。

其次，在内容和结构上，具有相对稳定性。任何职业道德一旦形成便具有稳定性，因为它是行业具备高度一致性的职业心理、职业习惯、职业观念、行为规范，但这些元素也会随着社会以及职业的发展而产生变革，甚至引发新的职业道德的形成。比如，传统医疗行为认为只要是为患者（服务对象）好的治疗方案就可以为其"包办"，但随着以人为本的医护理念的出现，这种认知直接面对伦理挑战，而促使新的职业道德的生成。

最后，在形式和方法上，具有多样性。职业道德是在从业中根据实际情况而形成的，可以融合职业活动的内容、环境、其他具体条件而形成的原则性的规定。为了受众的可接受度，职业道德的表现方法会相对比较简洁、具体且明确，方式可以是规章制度、守则、公约、须知、誓词、条例等。

2. 陪诊职业道德

陪诊职业道德，指陪诊师在履行自己的职责过程中，调整个人与他人、个人与社会之间关系的行为准则和规范的总和。这些准则和规范在陪诊服务过程中作为陪诊从业人员及其行为的评价标准。它对陪诊从业人员的心理和意识都具备影响力，且形成与职业相关的信念，构成个人思想品质和道德观念。因此，陪诊职业道德是陪诊从业人员在执行陪诊服务中以"对、错、善、恶"进行评价的原则规范、心理意识和行为形态的总和。

我们认为陪诊服务属于健康服务，适合使用国际护士条例规定，即珍视生命、尊重人的尊严和权利，对不同民族、种族、信仰、肤色、政治观和社会地位的人都要平等对待；应对患者（服务对象）负责，尊重患者（服务对象）的信仰、人格与风俗习惯，为患者（服务对象）的有关情况保密。因此从本质上，陪诊服务面对社会的人，尊重服务对象的生命和权利，在具体的从业活动交互中为个人、家庭、社会提供健康服务。与此相呼应，陪诊职业道德是对一切人提供人道主义高质量服务体系中的一部分，要求陪诊人员保护服务对象的尊严，尊重服务对象的权利，保护陪诊职业的荣誉感和责任感。在陪诊服务过程发挥专业技能，尽心尽责，为人类健康做出贡献。

3. 陪诊职业道德的重要性

陪诊职业道德既是一种社会意识，也是从业人员的必备行为。作为社会意识它来源于护理服务和养老服务的综合实践；作为从业必备行为，它本身是服务的实践主体，是推动该行业发展的内在动力。陪诊职业道德的重要性可以概括为以下几个方面：

首先，职业道德是服务质量的保障。陪诊服务属于服务接触概念，整个服务传递过程中陪诊从业人员是最关键的角色，对服务的优劣程度有重大、直接影响。因此陪诊服务质量取决于从业人员的技能水平和服务态度。道德高尚的陪诊从业人员，善于学习并将掌握的技术科学、有效地运用到服务实践中，全心全意为服务对象付出，达到最佳照护结果。另外，多数情况下，陪诊服务都是单独执行任务，工作缺乏可视度，难以以量化指标衡量。因此，陪诊从业人员的职业道德责任感和使命感尤其重要，内驱的动力和职业信念是安全、高质量服务的最大保障。这不仅可以避免玩忽职守导致事故发生，亦可使之成为一种强大的推动力，不断提升服务技术，保证和提高陪诊服务质量。

其次，职业道德是品牌的基石。优质、可靠的服务是陪诊服务机构和陪诊师建立良好声誉和品牌的重要因素。陪诊服务与养老服务的区别是养老服务具有长期照护性和持续性的特质，所以建立服务人员与服务对象的关系非常关键。陪诊服务对象中重大疾病患者和老年人居多，服务重复性也比较高，所以高尚的职业道德不仅有助于建立和维护关系，更有助于提升客户满意度和愉悦感。

最后，职业道德是行业发展的基本条件。在中国社会人口快速老龄化的前提下，现代健康服务的领域不断扩大，亟须培育新型养老人才，促进老年服务事业的发展。陪诊师在提高老年健康服务的整体质量和提升老年人的生命质量中将是不可或缺的角色。陪诊职业道德是提高行业整体服务品质和服务队伍素质的根本，也是促进行业科学发展的巨大动力。

4. 陪诊服务职业道德的培养

一是，激发使命感。从事陪诊服务具有职业自由选择权利，在选择职业之前需要对职业的特点有充分的了解，理解并认同职业的价值，审视自身的特质与职业的匹配度，发掘自身优势，并运用优势视角建立信心，激发使命感，为服务对象创造更美好的体验，为职业发展做出贡献。在使命感的驱动下，陪诊服务从业人员将会在工作中发现和创造人生的意义和工作的乐趣，让信念、理想、荣誉成为陪诊服务的动力，实现更多自我价值。

二是，法治观内化于心。在使命感和职业的认同感的驱动下，陪诊人员会严格遵守各项法律法规和制度，将法制与规范内化于心，形成内在驱动力，形成职业道德自觉约束力。优秀的陪诊师必须具备良好的法律意识，掌握相关的法律和规定知识，如《中华人民共和国老年人权益保障法》《中华人民共和国基础医疗卫生与健康促进法》《中华人民共和国劳动合同法》的法律地位、法律权利、法律责任，做到知法、讲法、守法，不仅在工作中运用法律知识，也遵守法律规定，履行法律义务，杜绝违法行为。

（二）职业伦理

伦理的字面意思是"生活品行上的良知"，是一系列的道德原则，也是一种无形的道德规范，用来确认和判断行为的"对与错"或"好与坏"，被视为研究道德问题和道德判断的哲理。陪诊服务在国内是个新兴的服务职业，可在护理伦理的基础原则上提炼并形成职业伦理。陪诊职业伦理遵循生命伦理的基本原则，是约束陪诊服务行为的一系列道德原则。职业伦理将会是陪诊师职业生涯中的灯塔，在遇到决策困境的时候可以回到伦理原则寻找答案。伦理也将会引导和激励陪诊师使用最有利于服务对象的方式提供服务，避免机械化操作，创造职业满足感。

1. 自主原则

自主原则主要是指尊重服务对象做决定的权利。首先是选择的权利，尊重其选择陪诊方案、陪诊服务机构和陪诊人员。在陪诊过程中，应尊重服务对象选择医疗机构、医务人员、治疗方案以及同意或拒绝医生建议的权利。其次，自主原则衍生的伦理规则包含尊重服务对象隐私，对病情保密和协助服务对象决策。服务对象享有隐私权，陪诊师在服务过程中应保护服务对象的隐私，不可对服务对象及其家属以外的人员透露病情相关信息。最后是知情同意权，指服务对象有知晓真相的权利，在对病情完全了解的情形下行使其自决权。

以此原则为宗旨，陪诊服务应注意：

一是，服务方案需事先告知，并在同意或授权的情况下做出行和诊疗安排。

二是，医疗及护理操作之前需与服务对象沟通，取得同意和配合。

三是，服务对象对于特殊检查、手术等均具有事前知情同意的权利，且执行这些程序均需要家属在场。

四是，陪诊师不可替代服务对象做任何诊疗相关的决策。

陪诊过程中，陪诊师不可代替服务对象决策，但可参与决策。比如陪诊师的责任是如实记录和汇集信息（医嘱、检查报告、处方等），并转达给服务对象或家属，协助他们做决定。为了保证诊疗的正确性，陪诊师可以协助服务对象及家属解读医嘱和检查报告，但不可自行给予判断和决策。

2. 不伤害原则

不伤害原则是指陪诊人员的服务行为动机和效果都不应使服务对象的身体、心灵或精神受到伤害。简而言之，就是陪诊人员不做伤害服务对象的事情或将服务对象置于会受到伤害的危险情况中。不伤害原则并非一个绝对的伦理原则。当出现无法避免伤害服务对象身体或心理的情况时，陪诊人员应用最优化原则。简单解释为在权衡利弊之后，采用损害最小、痛苦最轻的执行方式。不伤害原则行使中陪诊师的角色包括：

一是，不应施加伤害，不得因服务对象的精神状态对其歧视或忽视。

二是，应使用专业技能预防服务对象遭受伤害。

三是，权衡利益与伤害。如对疑似患有恶性疾病的服务对象确立诊断前采取不告知，或对确诊患有恶性疾病的服务对象采取与家属商定最佳方法后再告知。

3. 行善原则

行善原则是不伤害原则的延伸。应用于陪诊服务中指的是对服务对象履行仁慈、善良或有利的德行，通俗的表达就是做好事，不做坏事。这个原则对陪诊服务非常重要，因为它涉及照护关爱服务对象的生命，提高生命质量与价值等的终极目标。行善是道德的重要特征，将会成为评价陪诊人员的核心依据。原则行使中陪诊师的角色包括：

一是，陪诊师使用专业技能保护服务对象的安全，陪诊过程中提升其舒适感。

二是，对服务对象和家属采用积极态度，鼓励服务对象接受治疗和护理。

4. 公平原则

公平原则是指以公平合理的态度来对待服务对象与相关第三方。相关第三方可以是家属、监护人、其他服务对象等。在一定资源条件下，每位服务对象都有权利获得最佳诊疗服务，不应受服务对象的社会地位、给予能力或社会价值影响。公平原则行使中陪诊师的角色包括：

一是，公平地对待每位服务对象。

二是，公平地将时间及资源分配给每位服务对象，确保每位服务对象得到服务医疗公平。

（三）伦理与法律法规

1. 法律法规

根据相关文件的定义，法律是由国家制定或认可并依靠国家强制力保证实施的，反映由特定社会物质生活条件所决定的统治阶级意志，以权利和义务为内容，以确认、保护和发展对统治阶级有利的社会关系和社会秩序为目的的行为规范体系。总而言之，法律确定了双方即服务提供者和服务对象的权利和义务。双方均具有平等的权利和义务。服务对象委托方，其权利仅限于委托范围。反言之，陪诊师的义务亦仅限于受委托范围。客户至上是服务原则，但不存在服务对象是付费方即享有更高的权利。

除法律之外，陪诊师还需要遵守相关的规定。如《陪诊服务规范》《陪诊师从业技能要求》对从业人员的要求，陪诊师需要经培训合格，通过相关机构评定获取资格证。在岗陪诊师需要每年参加一定课时数的继续教育。

2. 伦理与法规

安全护理是陪诊服务的重中之重，它既符合不伤害和行善原则，又是法定责任。陪诊师因故意或过失造成的伤害需要负相关法律责任，因此清楚了解业务与责任非常必要。陪诊师执行独立性照护服务时，需具备协助服务对象配合医护人员完成诊疗程序的技能，正确执行协助问诊、记录，维持从业技能，持续学习新知识与掌握使用相关工具的技能，在陪诊过程中为服务对象提供安全的服务。陪诊过程中如遇服务对象病情变化，应立即联络专业医护人员。必要时，须先行给予紧急救护处理。

诚实和保密，既是伦理原则也是法律义务。依据相关法律，医疗机构及其人员对于因为业务而知悉或持有他人信息的，非依法，或经当事人或其法定代理人书面同意，不得泄露。若接受相关部门调查、询问时，应秉承诚实伦理原则，按照事实陈述或报告，不得隐瞒。

3. 陪诊服务相关法律和法规

陪诊师需要了解相关的法律和规定，掌握与自身工作相关的责任与义务，做到懂法、用法和守法才能在基于平等权利的基础顺利开展工作。以下将与陪诊服务有关的法律进行梳理和总结。

《中华人民共和国宪法》规定了国家的根本制度和根本任务，是国家的根本法，具有最高的法律效力。全国各族人民、一切国家机关和武装力量、各政党和各社会团体、各企业事业组织，都必须以宪法为根本的活动准则，并且负有维护宪法尊严、保证宪法实施的职责。

《宪法》于 1982 年 12 月 4 日第五届全国人民代表大会第五次会议通过，1982 年 12 月 4 日全国人民代表大会公告公布施行。根据 1988 年 4 月 12 日第七届全国人民代表大会第一次会议通过的《中华人民共和国宪法修正案》、1993 年 3 月 29 日第八届全国人民代表大会第一次会议通过的《中华人民共和国宪法修正案》、1999 年 3 月 15 日第九届全国人民代表大会第二次会议通过的《中华人民共和国宪法修正案》、2004 年 3 月 14 日第十届全国人民代表大会第二次会议通过的《中华人民共和国宪法修正案》

和 2018 年 3 月 11 日第十三届全国人民代表大会第一次会议通过的《中华人民共和国宪法修正案》修正。

《中华人民共和国民法典》是我国首部以法典命名的法律，2020 年 5 月 28 日，第十三届全国人民代表大会三次会议表决通过。2021 年 1 月 1 日起实施。民法典在国家法律体系中的地位仅次于宪法，是市场经济的基本法、市民生活的基本行为准则，法官裁判民商事案件的基本依据。

《中华人民共和国消费者权益保护法》是我国为了保护消费者的合法权益，维护社会经济秩序，促进社会主义市场经济健康发展而制定的法律。该法 1993 年 10 月 31 日第八届全国人民代表大会常务委员会第四次会议通过，根据 2009 年 8 月 27 日第十一届全国人民代表大会常务委员会第十次会议《关于修改部分法律的决定》第一次修正，根据 2013 年 10 月 25 日第十二届全国人民代表大会常务委员会第五次会议《关于修改〈中华人民共和国消费者权益保护法〉的决定》第二次修正。

《中华人民共和国老年人权益保障法》是保障老年人合法权益，为发展老龄事业，弘扬中华民族敬老、养老、助老的美德而制定的法律。该法于 1996 年制定，2008 年最新修订。

《中华人民共和国基础医疗卫生与健康促进法》是为了发展医疗卫生与健康事业，保障公民享有基本医疗卫生服务，提高公民健康水平，推进健康中国建设，根据《宪法》制定，该法于 2019 年制定。

《中华人民共和国传染病防治法》是关于预防传染性疾病的日常传播、控制可能出现的疫情和处理重大公共卫生突发事件措施的专项法律。该法于 1988 年制定，2023 年最新修订。

（四）陪诊服务的职业礼仪

1. 陪诊服务职业礼仪的定义和意义

礼仪是人们在社会交往活动中，表现出来的基于相互尊重，在仪容、仪表、仪态、仪式、言语等方面共同认同的行为规范，是对礼节、礼貌、仪态和仪式的统称。

陪诊服务职业礼仪从本质上讲是从事该行业人员必须共同遵守的以满足服务对象需求的职业规范。陪诊师需要在复杂的服务环境中安全地协助服务对象诊疗，从而得到最佳的服务效果，是需要通过与服务对象建立信任关系并取得相互配合的情况下才能顺利完成。职业礼仪不仅体现了陪诊师的素养，更是关系到服务提供的质量。

2. 陪诊服务礼仪实务

一是，展现最美的微笑。微笑是愉悦感、欢乐感、幸福感最直接的表达方式。它能让人觉得被尊重和被接纳，是建立信任关系最有效的方式之一。陪诊服务人员需要掌握心理调节方式，把发自内心的微笑带到服务中，向服务对象传递愉悦和积极的动力。

二是，掌握沟通技巧。陪诊服务的对象是罹患疾病的群体，在身心方面会发生改变。老年服务对象会因为生理衰退以及与社会脱节产生无力感和不安全感，会更加敏感。因此与老年服务对象的接触中需要把握好对他们的尊重和重视。

称呼要得体、自然、恰当。中国作为历史悠久的文明古国，"孝"是我国传统的美德，也是老龄社会最期待的德行。社会习惯性地"尊老"，称呼年长服务对象"叔叔""阿姨""爷爷""奶奶"。但随着社会发展和文化多元化的变化，老年人不一定都喜欢这个称呼，所以建议与老年人沟通确认他们最喜欢的称呼，避免尴尬也不失礼仪。

沟通的时候要注意语气、语调和表情。多使用礼貌用语及生活化语言，尽量避免对老年服务对象使用流行网络用语，老年人听不懂会产生自卑感。多使用积极的语言，适当地夸奖、鼓励、肯定和认同。切忌使用伤感的语言，如"死亡""没用""老了""治不好了"等。道歉和致谢都要言语真诚、及时恰当，以便与服务对象建立平等互信的关系。

对于有听力障碍的服务对象，在与他们沟通的时候要确定是正面相对，而且需要放缓语速，语句尽量简单。如需重复解释，不可显露出不耐烦，或者叹气表示不满等表情，采用理解和认可的方式沟通确保服务对象获得正确的信息。

三是，仪容仪表。陪诊师需要通过规范着装，充分表现饱满的精神面貌和积极向上的职业素养，有利于增进与服务对象的关系，也有利于增强服务对象的信任感。陪诊师需要穿着合体、简洁、舒适、便于开展工作的服装或工服。佩戴工牌，展现陪诊师本人照片和名字。工具包须清洁齐整，工具整理完好。

陪诊师需要保持良好的个人形象，保持头发、面部和衣服清洁，不留长指甲并保持手部清洁。头发需要梳理得体，整洁、干净。面容修饰得体，保持干净清爽，女性不化浓妆，男性不蓄胡须。着装需要体面，不宜暴露肢体上的瘢痕或文身；男性从业人员不应暴露腿部，女性裙装应及膝，不应穿着拖鞋，以免影响仪容及在服务过程中可能会给自身或服务对象带来风险。

四是，举止文明。陪诊师要有正确的站姿、坐姿、蹲姿和行姿，处处体现出自信的气质。不应有的姿态包括：双手叉腰或交叉抱于胸前，抖腿抖脚。与坐轮椅或卧床的服务对象沟通时，需要使用蹲姿或半蹲姿，并维持双方眼睛在同一水平线，达到平等交流与沟通。同时需根据服务对象的情况调整距离，如与有听力或视力障碍的服务对象交流时需要适当拉近距离。

三、陪诊师的工作任务与要求

（一）陪诊师的工作任务

陪诊师在陪诊实践中直接发生的人与人之间的交往关系，包括陪诊师与服务对象的关系，陪诊师之间的关系，陪诊师与医务人员之间的关系以及陪诊师与社会的关系。研究陪诊关系对于提高陪诊服务质量，维护陪诊师与社会利益有着重要的作用。陪诊师是什么职业，承担了什么工作职责。以下三位受访者从自我的认知和视角回应了这几个问题。

受访者一是一位已经从事陪诊服务的人员，通过平台接触客户并提供服务超过一年，他觉得自己通过这份工作获得成就感和满足感，认为自己就是大城市里的患者的亲人。

受访者二是一位医务人员，认为陪诊师就是医托和黄牛的另一个称呼，有很多的隐性费用，没能真正帮助到弱势群体，没能发挥该有的作用。

受访者三是一位老年人，未曾听说过陪诊师这个职业。经解释，该老人认同陪诊师的工作价值，也表达自己需要这项服务。但老人也认为陪诊师就是居家护理员的另一个称呼。

以上三种理解都不完全正确。首先，陪诊师是一份规范的职业，有清晰的工作职责和范围界定，目的是确定达到专业的服务目标以及保护服务对象和陪诊师双方的安全。第一是在护理环境中经常出现的"代理家属模式"，陪诊师需要对"代理家属"这个角色把握精准，不应错位理解自身的职责义务，认为以对服务对象为中心的服务就是负有不可推卸的责任，必须给服务对象最好的照顾。同时，出于对服务对象健康的关心，陪诊师认为可以对服务对象的行为和决策进行干涉。这个模式也并非全无优点，它充分地发挥了陪诊师的积极作用，体现了陪诊师的价值，但主要矛盾在于它违背了伦理自主原则的自决权。第二是法律责任边界，陪诊师与服务对象是约定关系，陪诊师可通过自己的专业技术协助服务对象决策。这种健康的职业关系既保护了服务对象的权利也保护了陪诊师的价值观。

其次，陪诊师是有专业技术要求的职业，须具备专业素养和技能，须遵守职业道德和守则。陪诊师与服务对象关系中的非技术关系是受社会、心理、经济等多维度因素影响而形成的道德关系、价值关系、文化关系和法律关系。陪诊从业人员应该清晰地界定这些关系，以专业的态度完成每次陪诊服务。

陪诊师需要具备专业技能，保证服务对象"安全就医"。这个价值关系至少包括了四层意义，第一，有专业的知识判断服务对象的就诊需求并制定正确的陪诊方案；第二，用安全的方式协助服务对象就医，避免和消除风险；第三，协助服务对象得到正确的诊疗，匹配需求和服务；第四，传递正确的信息，确保服务对象得到正确的诊疗及护理。

陪诊师至少具备一定的综合素养，并保持学习的热情，持续提升自身技能，才能更好地提供服务，保障服务对象安全，提升自我工作满意度。这种综合素养至少包括：第一，诚实守信、尊老爱幼、有同理心、尊重服务对象隐私；第二，知法守法，无违法犯罪记录；第三，具备最少初中普通教育程度或相当文化程度，并经培训获得相关资格证书；第四，身心健康状况良好，适合提供陪诊服务；第五，熟悉陪诊服务相关政策法规、服务规范；第六，具备良好的沟通能力。

（二）陪诊师的工作要求

1. 陪诊服务质量要素

心理学家认为将工作职能从知识（Knowledge）、技能（Skill）、动机（Motives）、特质（Traits）、自我概念（Self-Concept）五个方面归类分解，能更好地让从业人员理解自己的工作职能。

知识：指掌握特定的职业专业知识和信息，并能够随时使用。

技能：能够结构性地运用知识以顺利完成工作，即具备专业技术，分为有形性和无形性。在陪诊师的这个职业中，有形技能指使用移动辅具、便携性医疗器械，如血压计、血氧仪、体温计等。

动机：对职业的工作内容及收入的期望。

特质：指与生俱来的能力，特别是对周边环境反映出的行为及个性表现。

自我概念：指工作的态度、价值观及对自身的观点。

《陪诊师从业技能要求》团体标准编制组为了陪诊师技能指标的合理构建，曾开展调查，主要采用服务质量差距模型分析服务使用者对服务质量的期望。模型认为服务品质是在服务传递过程中，服务提供者与服务使用者互动交流中所产生的服务优劣程度，从可靠性、响应性、保证性、移情性和有形性五个维度分析服务质量缺口，以便系统性地采取改进措施。专家组围绕这五个维度编制问卷访谈陪诊服务使用者。根据受访者打分的情况，分析、归纳、确定陪诊服务中期望的关键质量要素，结果见表1-1。

陪诊师从业指南

表 1-1　陪诊服务质量要素分析

质量要素	服务预期
可靠性	陪诊服务必须是可靠的，提供服务的人员必须是可以信赖； 能以服务对象利益优先，提供服务过程让服务对象感受到安全
响应性	可以配合服务对象需求安排时间并及时完成承诺的服务； 熟悉业务并能够详尽地提供说明且能回应服务对象提问
保证性	了解服务对象个性化需求，并完整解说服务内容； 能够在服务对象有需求的情况下尽力协助解决问题； 具备专业知识能协助服务对象与医护人员沟通，提升服务对象就医信心； 能够保持正确的记录
移情性	具备良好的沟通能力让服务对象愉悦
有形性	具备清洁的服饰及外表； 能配备所需工具

2. 陪诊师的知识要求

要成为优秀的陪诊师，需要具备相关的医疗知识、老年护理知识和适合服务职业的人格特质。

（1）医疗机构概况及相关服务

陪诊师需要了解所在城市医疗机构分级及特色诊疗，三甲医院的详细信息，常规科室的设置、科室职能以及对应的疾病诊疗范围。陪诊师将资料归类整理成清单以便查询，同时需要熟悉掌握常规就诊流程及注意事项，特别关注挂号方法及流程、常规检查流程及注意事项，才能尽可能准确、详尽地回应服务对象的提问，并在了解服务对象的就诊需求后及时匹配对应医疗机构进行挂号预约。

大部分的服务对象就医会涉及使用医保和商业保险，部分外地服务对象还需要异地报销结算，所以陪诊师需要掌握社会基本医疗保险和商业保险相关知识，以及相关的报告、票据查询和留存方式。陪诊师需要建立就医准备资料清单及记录清单，避免遗漏。这些知识在本书第二章讲解。

（2）基础医疗知识

陪诊师应必备基础医疗知识、常见慢病与多发病的基础知识，并掌握常用药基础知识以及生命体征观察和测量方式。需要特别关注老年人群体，了解老年人生理和心理特点、老年人常见慢性疾病、老年人精神疾病及认知症评估工具的使用。这些知识在本书第三章讲解。

一是这些知识可以帮助陪诊师与服务对象或家属进行沟通，了解服务对象的就医需求，制定满足服务对象需求的个性化服务方案。老年服务对象的需要比较复杂，诊疗是频繁而且重复的，所以通常也称之为复杂需求的服务对象。陪诊师需要具备专业的技能让这个过程变得简单和顺畅。

二是医疗知识会帮助陪诊师了解老年人的身体和心理特征之后更好地从老年人的视角了解如何提供服务。老年人生理功能下降导致出行和沟通困难，精神状态下降导致执行能力欠缺，多种慢病共存导致多重用药，慢性疼痛缠身导致生存意念或就医意愿不强、综合多重因素存在跌倒风险等问题。掌握了这些信息之后，就会理解每位老年人都是个体，且需要个性化服务方案，而且需要以他们熟悉的方式进行沟通才能清晰传递信息。

三是提升就医效率，成为医生的好帮手，也让就医变得愉悦。医生能够分配给每位服务对象的时间非常有限，所以医生建议陪伴老年人，尤其是陪同多种慢病共存的老年人就医的陪诊师一定要做好攻略及充分准备。这样才能在有限的时间协助服务对象与医生有效沟通，达到就医目的，建立信心。

陪伴服务对象就医前，医生建议做好以下准备：第一，列出疾病清单，描述服务对象当下症状和基础疾病，避免服务对象讲述不清或漏掉细节。第二，列出服务对象用药清单及各项指标的控制情况。通过拍照药盒补充信息，可以有效提供药名、剂量，避免不适当用药或重复用药，提高用药安全。很多老年人讲不清楚用药情况，可能会说"红色药片""一天一片"，这些都无法提供有效的用药信息，导致就医体验不佳。陪诊师需要掌握常用药和生命体征监测。第三，了解就诊期望，将就诊需要解决的问题按照轻重缓急排序列出。老年人的治疗常因慢性病需要连续治疗，通常不可能通过一次或几次门诊就能解决服务对象的所有问题，所以需要陪诊师了解慢性病的特征协助老年人梳理健康问题，根据轻重缓急进行排序，积极配合治疗才能把握疾病治疗最佳时机，确保诊疗效果。

（3）老年人护理要素

因为接受陪诊服务的对象以生活在社区的衰弱老年人居多，他们及他们的家属期望陪诊师具备老年照护技能。一是提升老年人就医的安全性，二是提升服务的愉悦感。总结归纳，如，了解老年人的情况并提供个性化的关怀，了解老年人的身体活动能力和认知状态并提供出行协助，具备相应护理技能且能在就医过程中为老年人提供所需的护理让老年人身心舒服，以老年人的视角与老年人沟通，在同一个病程中由同一位陪诊师服务，对于突发事件有快速、高效的处理能力。

基于以上要求，经梳理及分析，陪诊师必备的专业技能包括但不限于沟通技巧、急救基础知识、院感相关知识和体位转移技巧。这些知识在第四章讲解。

（4）陪诊服务职业特质能力

陪诊服务是服务接触概念，即在整个服务过程中，陪诊师与服务对象密集性的互动和高度接触。陪诊师是整个服务的关键，直接决定服务的品质，因此与陪诊服务工作领域匹配度高的能力包括有环境应变力、领导管理力、人际社交力、分析思考力、学习精神、执行力、沟通协调力、成就动机、工作续航力。

陪诊师每天都在接触新的服务对象，应对不同的事物和环境，需要非常强的调节能力，并通过良好的沟通技巧获取信息或者处理一些复杂的关系和事情。同时需要保持对知识的好奇心，不断学习新知识才能更好地服务于服务对象。

对于已经从事陪诊服务，或者将要进入该行业的人员需要审视自己的人格特性并对自己的能力匹配度进行比较。针对匹配度中或低的能力，通过学习和自我调整，让自己成为更适应该职业的人才。

四、陪诊师的工作场景及岗位

本书是依据上海养老服务行业协会发布的《陪诊师从业技能要求》团

体标准编撰。陪诊师的服务对象以社区老年人为主，服务重点关注社会照护可能会涉及服务对象家中接送、协助出行和途中照护、医疗机构就诊，及就诊后送回住所和交接。因此，陪诊服务以"全人全程服务"突显优势。在前文已经论述健康服务视角中的"全人"照护，全程指诊疗前准备、诊疗中服务、诊疗后关怀连续性服务，整体流程详见图1-1。

目前国内开展陪诊服务的形式以媒介平台居多，其中位数最多的是护理服务平台、健康服务平台和陪诊服务平台。不同的平台都会根据自身的业务及管理需求设定不同的要求，因此流程可能会有一些区别，实际工作中应以协议关系的平台要求为准。

调查数据显示，服务对象的年龄与平台使用是负相关，主要原因是科技的易用性和服务感知。年轻的服务对象由于信息的敏感度高，对于平台的依赖性较低，而年纪高的服务对象则更依赖平台，且希望与可靠的平台建立长期服务关系。服务平台的技术、管理支撑保障了服务的可靠性、安

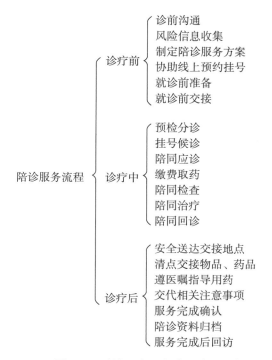

图 1-1　陪诊平台服务流程（示意）

全性和便捷性，但需要陪诊师的服务质量提升服务的感知，所以平台和陪诊师需要相互配合才能取得最佳结果。

本书所描述的服务任务和服务场景以常规门诊服务为基础。出入院属于特殊情况，在陪诊服务中可能会发生但不属于陪诊服务的正常流程，所以出现时需要与家属沟通，征得同意才可执行。

（一）诊疗前服务流程及要求

诊疗前的服务包括就诊前沟通、信息收集和调查、制定陪诊方案、协助线上预约挂号、就诊前准备及交接。就诊前的准备工作越充分，后面的程序就会越顺利，服务对象的满足感会越高。

1. 信息收集与调查

为了更好地了解服务对象的情况，除了申请服务时平台要求填写的基础信息，如个人信息（姓名、性别、年龄）、就医主诉和现病、既往病史之外，陪诊师在接案之后必须与服务对象或其委托人（可以是家属、亲戚等）充分沟通，了解服务对象的用药清单，如果对方无法清晰表述，可指导使用药瓶或药盒的照片进行识别。针对罹患慢性病的服务对象，需要调查了解指标控制情况以及本次就诊的具体诉求。

风险调查是信息收集部分的重点，因为陪诊师需要做好服务对象跌倒、走失、突发疾病等风险预判，为服务对象匹配陪诊人员数量和安排出行方案。

2. 制定陪诊服务方案

在与服务对象沟通后，根据掌握的情况为服务对象制定个性化的陪诊服务方案，作为服务的蓝图。内容至少需要包括：就诊诉求（特殊检查等项目需要家属陪同的情况需与家属解释）、就诊机构和时间、陪诊师人数、交接地点、辅具需求、往返交通方式。

3. 协助线上预约挂号

根据服务对象习惯和偏好，在线上协助他们在习惯使用的医疗机构预约。这个环节需要提前了解服务对象的医疗费用报销方式，方便医疗机构的选择和诊疗后单据的准备。

4. 资料和物品

这项工作尽可能详尽，避免因为资料缺失导致就医不畅或诊疗后交接不妥。陪诊师需要养成拟定清单的习惯，协助陪诊服务对象准备资料及物品。资料和物品清单视实际情况而定，至少包括：医保卡、就诊卡、身份证、病历（既往诊疗记录）、相关检查报告及资料、手机及随身物品（如衣服、纸尿裤等）、水和食物（为防止低血糖，提醒随身携带适当的食物和饮品）。

5. 诊疗前交接

陪诊服务交接地点不在服务对象住所时，陪诊师需提前提醒带齐所需资料及物品，并至少提前 10 分钟在约定交接地址等候服务对象。首次见面时，陪诊师需自我介绍并出示相关证件，核对服务对象基本情况，介绍陪诊服务方案，当面清点并接收资料和物品并签交接清单。

（二）诊疗中服务流程及要求

按照陪诊服务方案进行陪诊服务。服务内容主要包括预约分诊、候诊签到（即取号）、陪同应诊、缴费取药、辅助服务对象完成检查和治疗。

1. 预约分诊

陪同服务对象到达医疗机构相应诊区，确保服务对象处于安全、舒适的状态后，陪诊师再前往信息台确认信息，办理分诊并取号。对于有走失风险的服务对象需要有两位陪诊师或家属共同陪诊，不可让服务对象独处。

2. 陪同候诊

协助服务对象至相应诊室。行进过程中陪诊师应协助服务对象使用助行辅具或搀扶服务对象，防止跌倒。避免在空间狭小、空气流通不佳的地方通过或停留。在这期间，应与服务对象保持沟通，疏解焦虑情绪；按照需求做好护理工作，如陪同如厕、协助饮水进食、更换纸尿布（裤）等。需密切观察服务对象，若出现病情变化应立即呼叫医护人员或协助实施救助。

3. 陪同应诊

应尊重服务对象隐私，仅在获得服务对象或家属的委托授权下陪同应诊。如果服务对象存在表达困难，陪诊师应根据事先收集的信息协助或代替与医生沟通。陪诊师应准确记录应诊过程中交流的内容，特别是医嘱、复诊时间。

4. 缴费取药

陪诊师应按照处方取药并核对药品种类、规格、用药途径、用药频次、注意事项，形成图片或文字格式文件报告（以下简称"药品报告"）。

5. 辅助服务对象完成检查和治疗

根据服务对象的实际情况，可能需要陪同检查、陪同治疗、陪同回诊服务。陪诊师在完成这些流程的时候应把握情况，保护服务对象安全。如有特殊情况需要及时与家属联系沟通，必要时终止本次服务并商榷进一步计划。

在离开医疗机构前，陪诊师应及时打印、收集并汇总各类报告及票据。如病历记录、处方底单、检查报告及结算清单等原始资料，以方便交接。

（三）诊疗后服务流程及要求

诊疗后服务流程包括协助服务对象安全回到交接地点、与家属交接物品和药品、遵照医嘱指导用药和注意事项、服务完成确认、陪诊资料归档和关怀回访。

1. 诊疗后交接

诊疗结束后，陪诊师应协助服务对象离开医疗机构并安全回到交接地点。

2. 遵医嘱用药指导

陪诊师应当面与家属清点药品，交代注意事项。如果有按照诊疗中的要求为陪诊对象准备的药品报告，可以随药品一起移交给服务对象或家属，以避免遗漏信息。如服务对象为独居老人，陪诊师应耐心、科学地指导用药，确保用药依从性。

3. 注意事项交接

陪诊师应将就诊过程中的票据、就诊前交接的资料、物品汇集并整理好，如数完好地移交给服务对象或家属。同时，协助服务对象梳理注意事项，用最方便、明显的方式标注复诊时间。

4. 服务确认和归档

流程结束，确定服务对象安好后双方做好服务完成确认。这个步骤非常重要，一是对完成服务做确认，二是作为服务和法律责任的切割点。陪诊需要在每次结案后整理陪诊资料并归档管理。资料的完整性不但体现陪诊师的职业素养，也是确保服务对象能连续接受同一机构服务的关键。

5. 关怀回访

陪诊师应服务结束（结案）后 48 小时内回访服务对象，了解诊疗后症状改善的情况，提醒复诊时间，按照需要为服务对象安排下次陪诊服务。

（四）陪诊服务的注意事项

综上所述，陪诊服务过程是烦琐而复杂，陪诊师需要在各个方面多加注意以保障服务质量和患者安全，并有效应对可能发生的风险。以下归纳总结了陪诊服务的风险应对策略及关键注意事项。

1. 潜在风险与应对措施

（1）医疗风险

关注服务对象的病情变化，及时发现并处理可能出现的医疗风险。如服务对象突然晕倒或发生其他意外情况，应立即呼叫医护人员并协助处理。

（2）法律风险

确保服务合法合规，避免涉及非法或不合规的行为。如遇到法律纠纷，应及时咨询专业律师并妥善处理。

（3）经济风险

明确告知服务对象或家属陪诊师只提供陪同服务，不涉及医疗费用的垫付。避免产生经济纠纷。

（4）人身安全

在陪诊过程中注意个人和服务对象的安全，避免发生意外伤害。如遇到突发情况，应保持冷静并立即采取措施保护服务对象和自身安全。

（5）声誉风险

提供高质量的陪诊服务，与服务对象或家属保持良好的沟通和关系。如遇到不满意的反馈或投诉，应积极处理并改进服务质量以维护良好的声誉。

2. 陪诊服务注意事项

（1）充分沟通

在诊疗之前，与服务对象或家属进行充分的沟通，明确就诊时间、地点、具体诉求等信息。了解服务对象的病情、病史、过敏史等基本信息，以便在就医过程中提供更为精准的协助。

（2）遵守医院规定

陪诊师需要遵守医院的规章制度和医生的工作习惯，保持礼貌、耐心和专业的态度。不在医院内吸烟、大声喧哗、随地吐痰等，尊重医生的工作时间和隐私。

（3）保护患者隐私

严格遵守保密原则，不得泄露服务对象的任何隐私信息，包括但不限于身份证号码、联系方式、病历资料等。在公共场合谈论病情时，避免涉及服务对象的隐私。

（4）合理安排时间

提前规划好时间，确保准时到达医院。如有特殊情况无法按时到达，应提前通知服务对象或家属并说明原因。

（5）提供专业支持

在就医过程中，给予服务对象必要的心理支持，帮助他们缓解焦虑、恐惧等负面情绪。不代替医生进行诊断和治疗，也不随意给服务对象开药或进行治疗，仅提供支持和协助。

（6）书面记录重要信息

陪诊师应详细记录服务对象的就诊情况、医生建议、治疗方案等重要信息，并在必要时与服务对象或家属进行书面交接。这有助于患者或家属了解病情和治疗进展，同时也为陪诊师提供了服务质量的证明。

（7）注意安全防护

了解服务对象是否有传染性疾病，在陪诊过程中注意自我防护。对于情绪不稳定或身体状况特殊的服务对象，要做好风险评估，确保自身和服务对象的安全。

3. 费用和现金处理

陪诊服务过程中如果涉及现金，陪诊师需要保留相关证据并做好记录，有助于避免潜在的误解和纠纷。通过明确费用、保留凭证、记录重要信息等措施，可以确保陪诊服务的顺利进行并保障双方权益。

（1）明确费用

在陪诊服务开始前，陪诊师应与服务对象或家属明确服务费用的明细及支付方式，并在合同或协议中注明。

（2）书面记录

对于任何现金交易，须索取票据并进行记录，包括交易内容、金额、时间等，建议形成汇总后双方签字确认。这可以作为日后核对和证明的依据。

（3）安全保管

陪诊师在收到服务对象或家属支付的现金后，应妥善保管，确保现金安全，避免丢失或被盗。

（4）及时确认

在收到现金后，陪诊师应及时与服务对象或家属确认收款情况，确保双方对费用支付情况有明确的了解。

4. 书面证据

（1）签订正规服务合约

为了更好地保障双方权益，陪诊师须与服务对象或家属在陪诊服务开始前签订正式的服务合同或协议。合同或协议中应明确服务内容、服务费用、支付方式、双方权利义务、保密条款、违约责任等关键内容，以便在出现纠纷时提供明确的法律依据和解决方案。

（2）相关证据

陪诊师应妥善保留所有与陪诊服务相关的凭证和证据，包括但不限于缴费单据、检查报告、处方单、医嘱记录等。这些证据不单对于证明服务内容和质量、处理可能的纠纷等具有重要意义，同时也是履行保护患者的个人隐私和医疗信息保密义务。

第二章

医疗机构简介

一、常见医疗机构分类及特点

医疗机构的设置以医疗服务需求、医疗服务能力、千人口床位数（千人口中医床位数）、千人口医师数（千人口中医师数）和千人口护士数等主要指标进行宏观调控，具体指标值由各省、自治区、直辖市根据实际情况确定。

我国医疗机构分类有多种维度，本书中主要简要介绍以下几种。

（一）医院等级划分

医院等级共分为三级，每级再划分为甲、乙、丙三等，其中三级医院还增设了特等级别，因此医院共分三级十等。这一划分标准是根据医院的综合水平来确定的，包括医院的规模、技术水平、医疗设备、管理水平以及医疗质量等多个方面。国家卫生健康委员会于 2011 年印发《医院评审暂行办法》，明确规定各级医院评审结论分为甲等、乙等、不合格，不再应用"三级十等"的划分标准。

1. 一级医院

规模：病床数在 100 张以内（包括 100 张），直接向一定人口的社区提供预防、医疗、保健、康复服务的基层医院、卫生院。

功能：作为初级卫生保健机构，其主要功能是直接对人群提供一级预防，在社区管理多发病、常见病现症病人，并对疑难重症做好正确转诊，协助高层次医院做好中间或院后服务，合理分流病人。

2. 二级医院

规模：病床数在 101—500 张之间，是向多个社区提供综合医疗卫生服务和承担一定教学、科研任务的地区性医院。

功能：除了提供基本的医疗服务外，还承担着一定的教学和科研任务，为社区医疗卫生服务的发展提供支持。

3. 三级医院

规模：病床数在 501 张以上，是向几个地区提供高水平专科性医疗卫生服务和执行高等教育、科研任务的区域性以上的医院。

功能：作为高水平的医疗服务机构，三级医院在疾病诊治、医学教育、科研创新等方面发挥着重要作用，承担着推动医疗卫生事业发展的重要任务。

4. 评定依据

医院等级的评定主要依据医院的规模、技术水平、医疗设备、管理水平及质量几个方面：

医院的规模：包括床位设置、建筑、人员配备、科室设置等。

医院的技术水平：与医院级别相应的技术水平，在标准中按科室提出要求与指标。

医疗设备：医院的医疗设备配置情况，包括基本设备和专科设备。

医院的管理水平：包括院长的素质、人事管理、信息管理、现代管理技术、医院感染控制、资源利用、经济效益等。

医院质量：包括诊断质量、治疗质量、护理质量、工作质量、综合质量等。

（二）按照行政层级分类

1. 中央级医疗机构

这类机构通常具有较高的行政级别和广泛的影响力，如国家卫生健康委员会、国家药监局等。

2. 地方级医疗机构

包括省级、市级、县级医疗机构，这些机构在当地医疗卫生体系中扮演着重要角色。

（三）按照功能和服务范围分类

1. 医院

综合医院：提供全方位、多层次的医疗服务，包括内科、外科、妇产科、儿科等多个科室，能够应对各种复杂的医疗问题。

中医医院：以中医理论为基础，运用中药、针灸、推拿等传统疗法进行医疗服务的机构。

中西医结合医院：结合中医和西医的优势，提供综合医疗服务的医院。

民族医院：以各民族传统医学理论为基础，提供具有民族特色的医疗服务的医院。

专科医院：专注于某一特定领域或疾病的医院，如肿瘤医院、儿童医院、妇产医院、口腔医院、眼科医院等，提供更为精准和专业的医疗服务。

康复医院：专注于患者康复治疗的医院，通过物理疗法、运动疗法、心理疗法等手段帮助患者恢复功能和生活质量。

2. 基层医疗卫生机构

社区卫生服务中心：扎根于社区，为居民提供便捷、高效的医疗服务，包括健康咨询、常见病治疗、预防保健等。

乡（镇）卫生院、街道卫生院：在农村或乡镇地区设立的医疗机构，为当地居民提供基本的医疗服务和健康保障。

诊所、中医诊所、民族医诊所等：规模较小的医疗机构，广泛分布于城乡各地，为基层群众提供基本的医疗服务和健康咨询。

3. 其他类型医疗机构

妇幼保健院：专注于妇女和儿童的医疗保健服务，提供孕前保健、孕期保健、分娩服务、儿童保健等。

疗养院：提供康复疗养服务的机构，主要面向需要康复和疗养的人群。

门诊部：包括综合门诊部、专科门诊部等，提供门诊医疗服务的场所。

急救中心、急救站：负责紧急医疗救援服务的机构，提供院前急救和转运服务。

临床检验中心：提供医学检验服务的机构，为医院和患者提供准确的检验报告。

专科疾病防治院、专科疾病防治所、专科疾病防治站：专注于某一特定疾病防治的机构。

护理院、护理站：提供长期护理服务的机构，主要面向需要长期护理的老年人或患者。

这些医疗机构共同构成了我国医疗卫生服务体系的主体，为人民群众提供了全面、便捷、高效的医疗服务。

（四）按照地理区域分类

1. 城市医疗机构

位于城市区域，通常具有较高的医疗水平和丰富的医疗资源。

2. 农村医疗机构

服务于农村地区，为农村居民提供基本的医疗服务。

（五）按照所属单位分类

1. 国有医疗机构

由政府部门或国有企业投资兴办的医疗机构。

2. 民营医疗机构

由私人或民营企业投资兴办的医疗机构。

3. 军队医疗机构

专门为军队人员提供医疗服务的机构。

（六）按照医疗保障体系分类

1. 社会医疗保险医疗机构

接受社会医疗保险支付服务的医疗机构。

2. 公费医疗机构

为政府公务员或特定人群提供公费医疗服务的机构。

3. 商业保险医疗机构

与商业保险机构合作，为保险客户提供医疗服务的机构。

我国医疗机构的分类多样，各具特色，共同构成了覆盖城乡、功能互补的医疗服务体系。不同类型的医疗机构在各自的领域内发挥着重要作用，为人民群众提供了全面、便捷、高质量的医疗服务。随着医疗技术的不断进步和医疗改革的深入推进，我国医疗机构的分类和服务水平将不断得到优化和提升。

二、医疗机构常见科室分类及诊疗病种

（一）临床科室分类

临床科室是医院中负责诊断、治疗和护理各种疾病的主要部门。通常分为内科、外科、妇产科、儿科、五官科、皮肤性病科、中医科、精神心理科、康复医学科等。

表 2-1 是一些临床科室分类介绍。

表 2-1　临床科室分类

科　室	亚　专　科
内科	神经内科、心血管内科、呼吸内科、消化内科、肾内科、血液内科、风湿免疫科、内分泌科、老年病科、感染/肝病科、过敏科（变态反应科）等
外科	普外科、神经外科、心血管外科、胸外科、泌尿外科、乳腺外科、肝胆外科、胃肠外科、肛肠外科、骨科、整形外科等
妇产科	妇科、产科、计划生育科、产前检查科、妇科内分泌科、遗传咨询科等
儿科	新生儿科、小儿内科、小儿外科、小儿急诊科、儿童营养保健科等
五官科	眼科、口腔科、耳鼻咽喉科等
皮肤性病科	皮肤科、性病科等
中医科	中医内科、中医外科、中医妇科、中医儿科、中医皮肤科、中医五官科、中医骨伤科、中医针灸科等
精神心理科	精神科、心理咨询科
康复医学科	神经康复、骨科康复、重症康复、疼痛康复、产后康复、儿童康复等

（二）科室常见诊疗病种

1. 内科疾病

内科疾病是指影响人体内部器官的疾病，涵盖心血管系统、呼吸系统、消化系统、神经系统、内分泌系统、免疫系统等，包括高血压、冠心病、心肌梗死、糖尿病、哮喘、慢性阻塞性肺疾病、肝硬化、胃溃疡、抑郁症等。

表 2-2 是一些常见的内科疾病介绍。

表 2-2　内科疾病列表

科室	病　种	疾　病
神经内科	脑血管疾病与损伤	短暂性脑缺血发作、脑梗死、脑出血、蛛网膜下腔出血、脑震荡等
	中枢神经系统感染	脑炎、脑膜炎、脊髓炎等
	运动障碍性疾病	帕金森病、舞蹈病、肌张力障碍等
	自身免疫性疾病	吉兰-巴雷综合征（GBS）、多发性硬化等
	神经系统变性疾病	阿尔茨海默病、运动神经元病、脑萎缩等
	其他疾病	记忆障碍、睡眠障碍、癫痫等
心血管内科	常见疾病	冠心病、高血压、心律失常、房颤、阵发性室上性心动过速、心力衰竭、心肌炎、先天性心脏病、心肌病、房间隔缺损、风湿性心脏病、心肌梗死、心绞痛、急性感染性心内膜炎、心肌缺血等
	其他疾病	心脏瓣膜性疾病、肺动脉高压、高血脂、低血压、心包炎、心脏骤停、克山病、心脏神经症、心包积液、二尖瓣狭窄、三尖瓣狭窄等
呼吸内科	气道感染	急性上呼吸道感染、急性支气管炎、肺炎等
	气道炎症	支气管哮喘、慢性阻塞性肺病等
	肺部肿瘤	肺癌
	其他疾病	慢性肺源性心脏病、睡眠呼吸暂停综合征、急性呼吸窘迫综合征等
消化内科	食管疾病	食管炎等
	胃部疾病	胃炎、胃溃疡、十二指肠溃疡、胃息肉等
	肠道疾病	肠炎、溃疡性结肠炎、肠梗阻、肠息肉、克罗恩病等
	肝胆疾病	肝炎、肝硬化、酒精肝、脂肪肝、胆囊炎、胆石症等
	胰腺疾病	胰腺炎、胰腺癌等
	消化道肿瘤	食管癌、胃癌、结肠癌等
	其他疾病	消化道出血、腹泻、细菌性痢疾、功能性消化不良、功能性便秘等

续表

科室	病 种	疾 病
肾内科	/	急性肾小球肾炎、慢性肾小球肾炎、肾病综合征、尿路感染、IGA 肾病、间质性肾炎、急性肾衰竭、慢性肾衰竭、尿毒症、系统性红斑狼疮肾炎、高血压肾病、糖尿病肾病等
内分泌科	甲状腺疾病	甲亢、甲状腺功能减退症、甲状腺结节、甲状旁腺功能亢进症
	糖尿病	1 型糖尿病、2 型糖尿病、妊娠糖尿病、其他特殊类型糖尿病等
	肾上腺疾病	皮质醇增多症、肾上腺功能亢进症、肾上腺功能减退症、肾上腺肿瘤等
	其他疾病	痛风、骨质疏松、肥胖症等
血液内科	红细胞疾病	贫血、巨幼细胞贫血、缺铁性贫血、溶血性贫血、再生障碍性贫血
	白细胞疾病	白细胞减少症、粒细胞缺乏症、白血病
	骨髓增生性疾病	骨髓纤维化、原发性血小板增多症、真性红细胞增多症
	淋巴瘤	霍奇金淋巴瘤、非霍奇金淋巴瘤
	出血、凝血疾病	特发性血小板减少性紫癜、血友病、弥散性血管内凝血、血小板减少性紫癜
	其他疾病	骨髓增生异常综合征
老年病科	脑血管疾病	脑出血、脑梗死、脑萎缩等
	心血管疾病	心脏瓣膜病变、冠心病、糖尿病、高血压、心力衰竭、心律失常等
	呼吸系统疾病	慢性支气管炎、慢性阻塞性肺病、支气管哮喘、慢性肺源性心脏病等
	认知障碍疾病	阿尔茨海默病、痴呆等
	运动障碍疾病	外伤、脑积水、帕金森、舞蹈病等
	其他疾病	老年性骨质疏松、便秘等
风湿免疫内科	弥漫性结缔组织病	类风湿关节炎、红斑狼疮、硬化病、多肌炎、皮肌炎、干燥综合征、重叠综合征、血管炎等

续表

科室	病 种	疾 病
风湿免疫内科	脊柱关节病	强直性脊柱炎、Reiter 综合征、银屑病关节炎、未分化脊柱关节病等
	退行性变	原发性骨关节炎、继发性骨关节炎等
	与代谢和内分泌相关的风湿病	痛风、假性痛风、马方综合征、免疫缺陷病等
	和感染相关的风湿病	反应性关节炎、风湿热等
	肿瘤相关性风湿病	原发性滑膜瘤、原发性滑膜肉瘤、继发性多发性骨髓瘤、继发性转移瘤等
	神经血管疾病	神经性关节病、压迫性神经病变、雷诺病等
	骨与软骨病变	骨质疏松、骨软化、肥大性骨关节病等
	非关节性风湿病	关节周围病变、椎间盘病变、特发性腰痛等
	其他有关节症状的疾病	周期性风湿热、间歇性关节积液等
感染/肝病科	传染性疾病	霍乱、细菌性痢疾、肺结核、流行性感冒、伤寒、百日咳、白喉、艾滋病、梅毒等
	感染性疾病	寄生虫病、念珠菌病、曲霉病等
	肝病	乙肝、甲肝、丙肝、肝炎、肝硬化等
过敏科（变态反应科）	过敏性疾病	哮喘、过敏性鼻炎、过敏性皮肤病、荨麻疹、过敏性紫癜、花粉症等

2. 外科疾病

外科疾病是指需要通过手术治疗的一类疾病，涵盖普通外科、胸外科、神经外科、骨科、整形外科、泌尿外科、肝胆外科、妇产科、儿科、眼科、耳鼻喉科和口腔科等多个领域，包括各种良性肿瘤、恶性肿瘤、炎症、感染、先天性畸形、创伤等。

表 2-3 是一些常见的外科疾病介绍。

表 2-3 外科疾病列表

科室	病 种	疾 病
神经外科	外伤性疾病	头皮损伤、颅内血肿、颅骨骨折、脑震荡、脑挫裂伤等
	肿瘤性疾病	胶质瘤、脑膜瘤、听神经瘤、垂体腺瘤、颅咽管瘤等
	脑血管疾病	颅内动脉瘤、颅内动静脉畸形、海绵状血管瘤等
	功能性疾病	面肌痉挛、三叉神经痛、癫痫等
	感染性疾病	脑脓肿、脑积水、脑水肿等
心血管外科	先天性心脏病	动脉导管未闭、房间隔缺损、室间隔缺损、法洛四联症等
	后天性心脏病	二尖瓣狭窄、二尖瓣关闭不全、主动脉瓣狭窄、冠状动脉粥样硬化性心脏病、心脏黏液瘤等
	血管性疾病	主动脉瘤、主动脉夹层、颈动脉狭窄、下肢动脉硬化闭塞症等
胸外科	肺部疾病	肺癌、气胸、肺气肿、肺水肿、肺脓肿等
	气管疾病	支气管扩张、气管肿瘤、气管狭窄、支气管良性肿瘤等
	胸膜疾病	胸膜炎、胸腔积液等
	食管疾病	食管癌、食管良性肿瘤、食管息肉等
	纵隔疾病	胸腺瘤、纵隔肿瘤、甲状腺肿瘤等
	胸壁疾病	肋骨肿瘤、肋软骨炎、鸡胸等
	胸部外伤	血胸、气胸、肋骨骨折等
普外科	颈部疾病	颈部损伤、甲状腺结节、甲状腺肿瘤等
	乳腺疾病	乳腺炎、乳腺脓肿、乳腺肿瘤等
	腹部疾病	腹部损伤、急性腹膜炎、消化道出血、肠梗阻、胃穿孔、胃溃疡、阑尾炎、胃癌等
	肛肠疾病	痔疮、肛瘘、结肠癌等
	肝胆胰脾疾病	肝炎、肝硬化、肝癌、肝脓肿、胆囊炎、胆管炎、胆石症、胰腺炎、胰腺癌、胰腺囊肿、脾破裂等
	血管疾病	下肢静脉曲张、动脉瘤、深静脉血栓形成等
	小儿普外科疾病	先天性直肠畸形、小儿肿瘤等
肝胆外科	肝脏疾病	肝癌、肝腹水、肝囊肿、肝硬化、酒精肝、肝血管瘤等
	胆道疾病	胆道肿瘤、胆石症、胆囊息肉、胆囊炎等

续表

科室	病　种	疾　　病
肛肠外科	直肠肛管疾病	痔疮、肛裂、肛瘘、肛周脓肿等
	恶性肿瘤	肛管癌、结肠癌等
泌尿外科	结石类疾病	肾结石、输尿管结石、膀胱结石、尿道结石等
	前列腺类疾病	前列腺增生、前列腺炎、前列腺癌等
	肿瘤性疾病	肾癌、膀胱癌、输尿管癌、阴茎癌等
	感染性疾病	尿道炎、膀胱炎、肾盂肾炎等
	梗阻性疾病	尿道狭窄、肾积水等
	先天性疾病	先天性泌尿系畸形、先天性肾缺如、马蹄肾等
	男科相关疾病	性功能障碍、男性不育等
	其他少见疾病	皮质醇增多症、嗜铬细胞瘤、肾血管性高血压等
血管外科	动脉血管疾病	动脉瘤、动脉栓塞、血栓闭塞性脉管炎等
	静脉血管疾病	下肢静脉曲张、下肢深静脉血栓、布加综合征等
乳腺外科	/	乳腺炎、乳腺增生、乳房囊肿、乳腺肿瘤等
整形外科	/	皮肤整形、眼部整形、鼻部整形、耳部整形、唇部整形、毛发整形、除皱、乳房整形、体形雕塑、变性手术、烧伤、痣、性器官整形、下颌整形等
骨科	骨与关节损伤疾病	骨折、关节脱位、断肢再植等
	感染性疾病	化脓性骨髓炎、化脓性关节炎、骨与关节结核等
	脊柱疾病	颈椎病、腰椎间盘突出症、腰椎管狭窄症、脊柱骨折等
	骨肿瘤疾病	骨软骨瘤、骨巨细胞瘤、骨肉瘤等
男科	/	前列腺炎、性功能障碍、生殖器感染、男性不育、生殖整形等
胃肠外科	/	胃溃疡、十二指肠溃疡、阑尾炎、胃炎、胃癌、结肠癌、肠梗阻、胃肠道出血等

3. 妇产科疾病

妇产科疾病是影响女性生殖系统的一系列疾病，包括妇科疾病如宫颈炎、子宫肌瘤、卵巢囊肿、子宫内膜异位症、多囊卵巢综合征等，以及产科疾病如早产、妊娠高血压、胎儿窘迫、产后出血等。

表 2-4 是一些常见的妇产科疾病介绍。

表 2-4 妇产科疾病列表

科室	病 种	疾 病
产科	妊娠期疾病	过期妊娠、妊娠期糖尿病、妊娠期心脏病、妊娠期高血压等
	分娩期并发症	产后出血、子宫破裂、羊水栓塞等
	产褥感染	会阴感染、阴道感染、宫颈感染、子宫内膜炎、盆腔炎等
	胎儿发育异常	胎儿先天畸形等
	胎盘与羊水异常	胎盘早剥、前置胎盘、羊水过多、羊水过少等
	产后并发症	产后抑郁、产后出血等
	其他疾病	子痫、剖宫产、流产、早产、特殊部位妊娠等
妇科	妇科炎症	阴道炎、宫颈炎、盆腔炎、宫颈粘连等
	妊娠相关疾病	妊娠期高血压、妊娠糖尿病等
	性传播疾病	淋病、梅毒、尖锐湿疣等
	月经失调	功能失调性子宫出血、闭经、痛经、绝经综合征等
	不孕不育	不孕症等
	妇科肿瘤	宫颈癌、子宫内膜癌、畸胎瘤、子宫肌瘤等
	盆底疾病	子宫脱垂、膀胱脱垂等
妇科内分泌	/	闭经、更年期综合征、习惯性流产、月经失调、不孕症、多囊卵巢综合征等
计划生育科	计划生育手术	人工流产、药物流产、放置节育器、绝育手术等
	其他疾病	产后避孕咨询、节育器取出等
产前检查科	/	产前检查
遗传咨询科	/	神经皮肤综合征、先天愚型、血友病、孕前检查等

4. 儿科疾病

儿科疾病是指影响儿童生长发育和器官功能的疾病，涵盖新生儿科、儿童内科、儿童外科等多个领域，包括感冒、发热、咳嗽、哮喘、腹泻、肺炎、先天性心脏病、肿瘤、遗传代谢病等。

表 2-5 是一些常见的儿科疾病介绍。

表 2-5　儿科疾病列表

科室	病　种	疾　　病
新生儿科	/	新生儿黄疸、新生儿肺炎、新生儿窒息、胎粪吸入综合征、新生儿颅内出血与损伤等
小儿内科	呼吸系统疾病	感冒、流感、肺炎、鼻炎、喉炎、支气管炎、哮喘、肺结核等
	消化系统疾病	腹泻、便秘、胃炎、胃溃疡、十二指肠溃疡等
	血液系统疾病	贫血、原发性血小板减少性紫癜、血友病、急性白血病等
	循环系统疾病	先天性心脏病、病毒性心肌炎等
	内分泌系统	儿童糖尿病、先天性甲状腺功能减退症、生长激素缺乏症等
	免疫缺陷病和结缔组织病	风湿热、儿童类风湿病、过敏性紫癜、皮肤黏膜淋巴结综合征等
小儿外科	小儿普外疾病	急性阑尾炎、肠梗阻、肠套叠、先天性巨结肠等
	新生儿外科疾病	新生儿脐疝、先天性肛门直肠闭锁等
	神经外科疾病	小儿脑积水、先天性脊柱裂等
	胸心外科疾病	先天性膈疝、漏斗胸、先天性心脏病等
	骨科疾病	小儿骨折、先天性马蹄内翻足等
	泌尿外科疾病	肾积水、先天性尿道下裂等
	烧伤外科疾病	烫伤、烧伤等
	其他疾病	毛细血管瘤、海绵状血管瘤、扁桃体炎等
儿童保健科	生长发育异常疾病	生长激素缺乏症、性早熟等
	生长发育障碍疾病	自闭症、智力发育迟缓、注意力缺陷多动障碍等

续表

科室	病 种	疾 病
儿童保健科	心理行为发育异常	焦虑、抑郁、品行障碍等
	慢性与营养性疾病	营养不良、肥胖、缺铁性贫血、维生素缺乏症等
	其他疾病	过敏性哮喘、预防接种等

5. 五官科疾病

五官科疾病是指影响眼、耳、鼻、喉、口腔等面部及其周围部位的疾病，包括眼部疾病、耳部疾病、鼻部疾病、喉部疾病、口腔疾病等，如近视、耳鸣、鼻炎、咽炎、牙龈炎等。

表 2-6 是一些常见的五官科疾病介绍。

表 2-6　五官科疾病列表

科室	病 种	疾 病
耳鼻喉科	耳部疾病	中耳炎、外耳道炎、耳聋、耳鸣、耳部肿瘤等
	鼻部疾病	鼻炎、鼻窦炎、鼻息肉、鼻咽癌、鼻肿瘤等
	咽喉部疾病	咽炎、扁桃体炎、喉炎、咽喉脓肿等
眼科	屈光不正疾病	近视、远视、散光等
	眼睑与泪腺疾病	睑腺炎、眼睑下垂、泪道阻塞等
	结膜与角膜疾病	结膜炎、角膜炎等
	巩膜与晶状体疾病	巩膜炎、白内障等
	玻璃体疾病	玻璃体混浊、玻璃体积血等
	青光眼性疾病	原发性青光眼、继发性青光眼等
	葡萄膜与视网膜病	葡萄膜炎、视网膜脱落、糖尿病性视网膜病变等
	眼外伤与先天性疾病	先天性白内障、先天性青光眼、眼外伤等
口腔科	牙体牙髓疾病	牙髓炎、龋齿等
	牙周疾病	牙龈炎、牙周炎、牙周萎缩等
	口腔黏膜疾病	口腔溃疡、口腔白斑、口腔扁平苔藓等

科室	病　　种	疾　　病
口腔科	口腔外科疾病	口腔肿瘤、口腔颌面部损伤等
	口腔修复疾病	牙体缺损修复、牙列缺损修复等
	口腔畸形	牙齿拥挤、反颌等
	腺体与颌骨疾病	唾液腺炎、颌骨囊肿、颌骨骨髓炎等
	下颌关节疾病	颞下颌关节紊乱综合征、下颌关节脱位等
	口腔肿瘤	口腔癌、牙龈瘤、乳头状瘤等

6. 肿瘤科疾病

肿瘤疾病是指由于细胞异常增殖导致的疾病，可分为良性肿瘤和恶性肿瘤两大类，其中良性肿瘤通常不会侵犯周围组织和器官，不会转移至其他部位，而恶性肿瘤则具有侵袭性和转移性，包括癌症、肉瘤等。

表 2-7 是一些常见的肿瘤科疾病介绍。

表 2-7　肿瘤科疾病列表

科室	病　　种	疾　　病
肿瘤科	呼吸系统肿瘤	支气管癌、肺癌等
	神经系统肿瘤	脑部肿瘤、胶质瘤、脊髓瘤等
	生殖系统肿瘤	前列腺癌、睾丸癌、乳腺癌、卵巢癌、宫颈癌等
	消化系统肿瘤	食管癌、胃癌、胆管肿瘤、结肠癌、肝癌等
	泌尿系统肿瘤	肾癌、膀胱癌、前列腺癌等
	血液系统肿瘤	白血病、淋巴瘤、多发性骨髓瘤等
	其他恶性肿瘤	骨肿瘤、骨癌、皮肤癌、淋巴癌等

7. 皮肤科疾病

皮肤病是指影响皮肤和皮肤附属器官的疾病，涵盖各种感染性皮肤病、过敏性皮肤病、自身免疫性皮肤病、遗传性皮肤病、良性肿瘤性皮肤病等，如湿疹、皮炎、银屑病、痤疮、皮肤癌等。

表 2-8 是一些常见的皮肤科疾病介绍。

表 2-8　皮肤科疾病列表

科室	病　种	疾　病
皮肤科	感染性疾病	带状疱疹、水痘、麻疹、脓疱疮、毛囊炎、手足癣、体癣、股癣、甲癣、疥疮等
	变态反应性疾病	湿疹、荨麻疹、药物性皮炎等
	红斑丘疹鳞屑病	银屑病、玫瑰糠疹等
	结缔组织疾病	红斑狼疮、皮肌炎等
	色素性疾病	白癜风、黄褐斑等
	皮肤附属器病	脱发、灰指甲、龟头炎等
	遗传性皮肤病	鱼鳞病、大疱性表皮松解症等
	皮肤肿瘤	脂肪瘤、纤维瘤、基底细胞癌、黑色素瘤等

8. 传染病科疾病

传染病是由各种病原体引起的，能够在人与人、动物与动物或人与动物之间相互传播的一类疾病，具有传染性和流行性特点，包括病毒、细菌、寄生虫等引起的疾病，如流感、天花、麻风、鼠疫、霍乱等。

表 2-9 是一些常见的传染病科疾病介绍。

表 2-9　传染病科疾病列表

科室	病　种	疾　病
传染病科	呼吸系统传染病	流感、麻疹、肺结核、百日咳、传染性非典型肺炎、新型冠状病毒感染等
	消化系统传染病	霍乱、细菌性痢疾、伤寒、甲肝等
	血液系统传染病	艾滋病、乙肝、丙肝等
	皮肤传染病	水痘、足癣等
	性传播疾病	梅毒、艾滋病、淋病、尖锐湿疣等

9. 精神心理科疾病

精神心理科疾病是指影响人类精神活动、情感、认知和行为的疾病，包括精神分裂症、情感障碍、焦虑障碍、抑郁症、睡眠障碍等，这些疾病可能由生物、心理和社会等多种因素引起，表现为思维、情感、行为和认知方面的异常。

表 2-10 是一些常见的精神心理科疾病介绍。

表 2-10 精神心理科疾病列表

科室	疾病
精神科	情感障碍、人格障碍、心理障碍、身心疾病、神经衰弱、强迫症、抑郁症、躁狂症、躁郁症、焦虑症、恐惧症、自闭症、应激障碍、精神分裂症等
心理咨询科	焦虑症、情感障碍、心身疾病、神经症、自闭症、性心理障碍、抑郁症、植物神经紊乱、应激障碍、心理障碍等

10. 康复医学科疾病

康复医学科疾病是指因疾病、损伤、先天性因素等原因导致的身体功能障碍，通过一系列的治疗和训练，如手法、运动、作业、吞咽及言语等综合功能训练，以及中医药、针灸、推拿、物理治疗等手段，旨在恢复患者功能，提高生活质量，使其达到生活自理和回归社会的过程。

表 2-11 是一些常见的康复医学科疾病介绍。

表 2-11 康复医学科疾病列表

科室	病种	疾病
康复医学科	神经系统疾病	脑出血、脑梗死、蛛网膜下腔出血、脊髓损伤、脑外伤、帕金森病、脑性瘫痪等
	运动系统疾病	肩周炎、颈椎病、腰痛、腰椎间盘突出症、运动性肌肉拉伤、跟腱炎、网球肘等
	术后功能康复	髋关节置换术后、脊柱术后、脑外伤术后等

11. 中医科疾病

中医科疾病涵盖了中医理论体系所涉及的各类疾病，包括内科、外科、妇科、儿科、皮肤科、眼科、耳鼻喉科等多个领域，其治疗方法主要依赖于中药、针灸、推拿、拔罐、刮痧等中医特色疗法，注重调和阴阳、气血，以及整体观和辨证论治原则，旨在调和人体的内在环境，促进机体自我修复和康复。

表 2-12 是一些常见的中医科疾病介绍。

表 2-12　中医科疾病列表

科室	病种	疾病
中医内科	外感病证	感冒、外感发热、湿阻、痢疾、疟疾等
	肺病证	咳嗽、哮证、肺胀、肺痈、肺痨等
	心脑病证	心悸、胸痹心痛、眩晕、中风病、失眠、痴呆、癫病、狂病等
	脾系胃肠病证	胃痛、痞满、腹痛、呕吐、呃逆、噎膈、泄泻、便秘、蛔虫病、钩虫病、绦虫病等
	肝胆病证	黄疸、胁痛、胆胀、鼓胀等
	肾膀胱病证	水肿、淋证、癃闭、关格、遗精、阳痿等
	气血精液病证	郁病、血证、汗证、消渴、内伤发热、虚劳、积聚、厥证、瘿病等
	经络肢体病证	头痛、痹病、痉病、痿病、震颤、腰痛等
	肿瘤	肺癌、肝癌、胃癌、大肠癌等
中医外科	疮疡	疖、痈、疽、丹毒等
	乳腺疾病	乳癖、乳核、乳岩
	皮肤病及性传播疾病	热疮、蛇串疮、疣、黄水疮、癣、麻风、疥疮、虫胶皮炎、湿疮、牛皮癣、淋病、梅毒、瘙痒等
	肛门直肠疾病	痔、肛痈、肛瘘、肛裂等
	男性前阴病	子痈、囊痈、子痰、水疝、精浊等
	外伤性疾病与周围血管疾病	冻疮、青蛇毒、股肿、痉证等
中医妇科	月经病	月经过多、月经过少、经期延长、经间期出血、崩漏、闭经、痛经、经行乳房胀痛等
	妊娠病	妊娠恶阻、妊娠腹痛、胎漏、胎位不安、滑胎、胎死不下、鬼胎等
	临产病	难产、胞衣不下等
	产后病	产后血崩、产后血晕、产后腹痛、产后痉证、产后发热、产后身痛、恶露不绝等
	妇科杂病	不孕症、子宫脱垂、妇人腹痛等
	前阴病	阴痒、阴疮等

续表

科室	病　种	疾　　病
中医儿科	儿童保健	胎儿期保健、初生儿期保健、婴儿期保健、幼儿期保健、学龄前期保健、学龄期保健、青春期保健等
	初生儿病证	胎怯、胎黄、硬肿症等
	时令疾病	麻疹、风痧、丹痧、水痘、小儿暑热、夏季热等
	肺脏病证	感冒、咳嗽、哮喘等
	脾胃病证	鹅口疮、口疮、泄泻、厌食、食积等
	心肝病证	夜啼、汗证、紫癜、癫痫等
	肾脏病证	小儿水肿、遗尿、佝偻病

三、院内就医流程及注意事项

（一）预检分诊

1. 定义

预检分诊是医疗机构为了优化医疗资源配置，提高医疗效率，降低交叉感染风险，对就诊患者进行初步的诊断和分类的过程。这个过程通常包括对患者的症状、体征、病史等信息的询问和检查，然后根据预检结果，将患者分流到相应的门诊科室或急诊科室。

2. 设置目的

优化资源配置。通过对患者进行初步分类，可以使医疗机构更好地分配医生和医疗资源，避免资源的浪费。

提高医疗效率。预检分诊可以使患者更快地得到合适的治疗，减少等待时间，提高诊疗针对性。

降低交叉感染风险。将有可能感染的患者与其他患者分开，减少交叉感染的可能性。

3. 常见预检分诊流程

接待与询问。在医疗机构的入口或预检台，由专门的医护人员接待患者，询问其基本病情和症状。

初步检查。根据患者的回答，医护人员会进行初步的体格检查，如体温、脉搏、血压等。

分类与分流。根据初步询问和检查的结果，将患者就诊分为普通门诊、急诊、发热门诊等不同类型，并指引患者到相应的科室或区域。通常根据患者的病情严重程度和治疗的紧迫性进行分级分诊。例如，急诊患者通常会被优先处理，而需要住院治疗的患者则会被分配到病房或重症监护病房。此外，根据患者的具体病情，还可能需要进行进一步的检查或治疗。

4. 急诊与门诊如何选择

就医急诊和就医门诊在多个方面存在明显的区别，主要包括病情紧急程度、工作时间、就诊流程、科室设置与医生配置等方面。

（1）病情紧急程度

急诊：突发的、紧急的、可能危及生命的医疗情况，如急性心肌梗死、严重外伤、急性中毒等急危重症患者。这些患者的病情通常较为急迫，需要立即处理以防止病情恶化或死亡。

门诊：非紧急的、慢性病、常见病、轻微不适等医疗情况，即常诊患者。这些患者的病情相对稳定，不会立即危及生命，但也需要得到及时的医疗关注和治疗。

（2）工作时间

急诊一般是 24 小时工作制，随时都有医生值班，确保患者在任何时间都能得到及时救治。

门诊主要在正常的工作时间开放，患者需要在规定的时间内就诊。不同医院的门诊开放时间可能有所不同，通常为正常上班时段。

（3）就诊流程

急诊对于未挂号的危重患者可以直接进入抢救室接受治疗。

门诊需要先挂号后就诊，按照挂号顺序进行。

（4）科室设置与医生配置

急诊：由急诊科医生组成团队，负责接诊、抢救各类急危重症患者。急诊科医生需要具备全面的医疗知识和技能，以应对各种突发情况。

门诊：设立较为全面的内科、外科、妇产科、儿科等，由各专业科室的医生为患者提供诊疗服务。门诊医生通常在自己的专业领域内具有较高的专业水平和丰富的临床经验。

（5）其他差异

就诊环境：急诊通常更为紧张和忙碌，需要快速评估和处理患者病情；而门诊则相对较为宽松和有序，医生有更多时间与患者进行交流和沟通。

医疗资源：急诊需要随时准备应对紧急情况，因此通常配备有更为先进的医疗设备和更为专业的医疗团队；而门诊则更注重常规医疗服务的提供和患者的长期健康管理。

综上所述，就医急诊和就医门诊在病情紧急程度、工作时间、就诊流程与费用、科室设置与医生配置等方面存在明显区别。患者应根据自身病情的紧急程度和性质，在医护人员的引导下选择合适的就诊方式。

5. 注意事项

患者配合：在接受预检分诊时，陪诊师必要时协助患者如实回答医护人员的问题，并提供相关的病史资料。

隐私保护：陪诊师在接受询问和检查过程中，应注意保护患者的隐私，避免泄露患者的个人信息。

持续关注：陪诊师需要定期培训，以确保其具备准确、迅速地分类患者的能力。

（二）挂号

挂号是患者在医疗机构就诊前必须经历的一系列步骤，它确保了患者能够按照医疗机构的规章制度和医疗流程接受正确的诊断和治疗。通过挂号流程，医疗机构可以更好地管理患者信息和医疗资源，提高医疗服务效率和质量。

1. 设置目的

挂号主要目的是确保患者能够按照医疗机构的规章制度和医疗流程接受正确的诊断和治疗。

为了优化医疗服务流程，提升医疗服务效率，改善患者的就诊秩序，减少挂号及候诊排队时间，方便就医，医疗机构为患者提供多种形式的预约挂号模式，也有各项相关服务规定和要求。

2. 常见挂号类型

（1）现场挂号

现场挂号是医疗机构最常见的挂号方式。通过到医疗机构挂号窗口挂号。需要准备好个人有效证件和相关信息，如有效身份证明、就医凭证、姓名、年龄、性别、联系方式等。现场挂号适用于所有类型的医疗机构和科室，但可能需要排队等待，耗费时间较长。

（2）自助挂号

自助挂号是指通过医疗机构的自助挂号机进行挂号。自助挂号机通常位于医疗机构的大厅或走廊等显眼位置，可以通过自助挂号机快速完成挂号登记，避免了排队等待的烦恼。自助挂号需要具备一定的操作能力和技术知识，同时也需要准备好个人有效证件和相关信息。

（3）预约挂号

预约挂号是指通过电话、网络或移动客户端等途径，提前预约医生和就诊时间。预约挂号可以节省患者的时间，避免现场挂号的排队等待，同时也可以让医疗机构更好地管理医疗资源。

预约挂号通常需要提供个人有效证件和相关信息，并可能需要支付一定的挂号费用。

目前多数医疗机构已开展电话预约、网络预约、诊间预约、社区预约、复诊预约、手机客户端预约等多种形式的预约挂号服务。

（4）诊间预约挂号

诊间预约挂号是指患者在就诊时，向医生提出下次就诊的预约需求。医生会根据患者的病情和治疗方案，为患者预约下次就诊的时间和科室。诊间预约方便快捷，适用于需要定期复诊的患者。

（5）社区预约转诊

社区预约转诊是指患者在社区医疗机构就诊时，由社区医生为患者预约转诊到上级医疗机构的医生和就诊时间。

社区预约转诊方式适用于需要转诊到上级医疗机构的患者，可以节省患者的时间和精力，同时也可以让上级医疗机构更好地管理医疗资源。

3. 常见挂号注意事项

预约挂号实行实名制，患者提供姓名、性别、年龄、身份证号和手机号码。儿童预约挂号，填写陪同儿童看病的监护人身份证号，姓名填写监护人姓名之子（女）等相关信息。

预约挂号的患者应根据预约时间段安排就诊，每天开诊前准时赶赴医疗机构。

医生出诊信息以对外公布的门诊出诊信息表为准，如医生临时不能出诊，医疗机构将安排同职称医生进行坐诊，并会提前电话告知预约就诊者，预约者可以按时就诊，也可协调保留预约号，当下次该专家坐诊时再

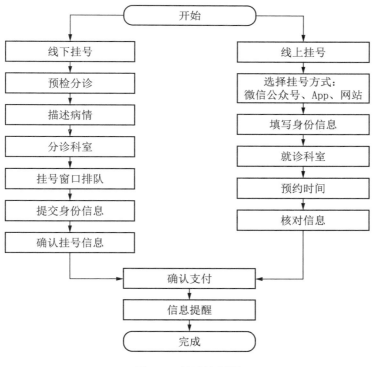

图 2-1 挂号流程图

来就诊。

如不能按时赴约，应于就诊日前一天下午 16:00 前，电话预约和现场预约者可通过预约电话取消，网络预约者可进入预约网站，查询挂号记录，退号即可，退号成功后，注册手机会收到相应的短信提醒。

违约的处理。预约成功者因无法准时就诊时一定要及时取消预约，超过一定次数有可能被列入黑名单，列入黑名单者，一定时间内无法预约挂号。

（三）候诊

候诊是指患者在医疗机构等候诊断治疗的过程。在候诊过程中，患者通常需要等待叫号，以便进行下一步的检查或治疗。在等待期间，医疗机构可能会为患者提供一些基本的医疗服务和支持，如测量体温、血压等，以确保患者的身体状况得到及时的关注和处理。

此外，候诊还可以让患者有时间梳理自己的病情和治疗方案，以及向医生咨询相关问题，从而更好地理解自己的健康状况和治疗方案。因此，候诊是医疗过程中不可或缺的一部分，对于提高医疗服务质量和患者满意度具有重要意义。

1. 候诊区的设置

候诊区一般设置在医疗机构便于患者就诊的位置。候诊区域根据科室的门诊量设置，确保患者有足够的休息和候诊空间。

候诊区通道宽敞，各个功能区域明确，如候诊区、诊室区、就诊区等。候诊区配备舒适的座椅，并保持座椅的整洁和卫生，定期清洁和消毒。候诊区设置有管理人员负责候诊区的日常管理和秩序维护。候诊区有明确候诊规定和禁止行为，提醒患者遵守。

2. 候诊区的服务

候诊区一般提供充足的阅读材料，如健康知识、医疗科普等，方便患者的阅读和学习。候诊区提供饮用水等基本服务，患者在候诊过程中基本需求能得到满足。候诊区提供舒适的环境，并通过音乐、宣传片等方式使患者放松。

3. 候诊注意事项

（1）提前做好准备工作

在前往医疗机构前，应确认就诊时间和地点，携带相关的病历、体检报告以及医保卡等必要的文件。此外，如果有需要的话，可以提前向医生咨询应该携带哪些医疗相关的材料，以便更好地为医生提供病情资料。

（2）保持良好的秩序和礼貌

医疗机构的候诊大厅通常人流量大，人际距离较近，应遵守秩序，不要推搡、喧哗或者插队。如果有老人或孕妇等特殊人群，应该给予关爱和帮助。此外，应保持良好的仪态，不应大声喧哗或者说脏话，应尊重他人的感受。

（3）合理安排时间

由于不可控因素，可能会导致就诊时间有所延迟，因此应提前做好时间安排，不要过早或者过晚到达医疗机构。如果需要等待较长时间，可以带上一些书籍、杂志、报纸或者电子设备，以便打发时间。此外，还可以与其他病友交流，分享经验和心情，缓解焦虑和紧张情绪。

（4）应保持良好的卫生习惯

医疗机构是一个人员密集场所，所以要保持良好的个人卫生习惯，勤洗手、不随地吐痰、不乱扔垃圾等。此外，应注意避免接触他人分泌物、伤口以及有传染性疾病的患者，以免交叉感染。

（5）应保持良好心态

很多时候，看病不仅仅是治疗身体上的不适，更是一个心理上的调适过程。面对疾病，患者和家属应该保持积极乐观的心态，相信医生和医疗团队的专业能力，并积极配合医生治疗。此外，可以与其他病友交流，分享经验和心情，互相支持，共同渡过难关。

总之，在候诊期间要提前准备好相关资料，保持良好的秩序和礼貌，合理安排时间，保持良好的卫生习惯以及良好的心态。这样不仅能够顺利就诊，也能够为医生提供更好的病情资料，为自身的康复创造良好的条件。

（四）就诊

就诊是医疗过程中的一个重要环节，指的是患者前往医疗机构，寻求专业医生的帮助，以明确自己的健康状况或疾病原因，并接受相应治疗。在就诊过程中，患者与医生之间建立起一种信任关系，医生通过询问病史、进行体格检查和必要的实验室检查等手段，全面了解患者的病情，从而做出正确的诊断和治疗方案。

1. 就诊前的准备

在就诊前，应该提前了解一些有关就医的基本常识和注意事项，如选择适合自己的医疗机构和医生、了解医生的出诊时间、准备相关的病史资料和医保卡等。同时，患者还应注意自己的身体状况，尽量在就诊前保持良好的作息和饮食习惯，以便更好地配合医生进行检查和诊断。

2. 就诊过程

在就诊过程中，应该积极与医生沟通，详细陈述病情和症状，以及既往的病史和家族遗传史等信息。医生会根据患者的症状和体征进行相应的检查和诊断，如化验、拍片等，以确定患者的病情和病因。在诊断过程中，医生还会向患者解释病情和治疗方案，并征求患者的意见和建议，以确保治疗方案的合理性和可行性。

3. 就诊后的处理

就诊结束后，应该认真听取医生的建议和指导，按照医生的处方和治疗方案进行治疗，并按时进行复查和随访。同时，患者还应该注意自己的身体变化，如发现病情恶化或不良反应等情况，应及时向医生反映，以便及时调整治疗方案和保障患者的健康。

总之，就诊是医疗过程中的重要环节，患者应该认真对待，做好充分的准备，积极与医生沟通，遵医嘱进行治疗和康复，以保障自己的身体健康和生活质量。

4. 就诊过程中的配合工作

就诊过程中，协助患者与医生之间的配合是至关重要的。主动配合医生的工作不仅有助于疾病的准确诊断，还可以加速康复过程，应该积极主动地与医生沟通，表达合作意愿。在医生询问病情时，如实回答，并提供尽可能多的相关信息。同时，协助患者向医生表达自己对治疗的期望和顾虑，这有助于医生制定更合适的治疗方案。

（1）充分了解自身状况

患者应积极收集有关自身健康的信息，包括病史、家族病史、生活习惯等。通过对自身状况的了解，能更好地与医生沟通，为治疗方案的制定提供重要参考。

（2）按时就诊并关注进度

严格按照医生的预约时间前往医疗机构就诊，以免延误诊断和治疗。同时，还应关注治疗进度，按时进行复查，以确保疾病得到及时有效的治疗。

（3）积极提供建议与反馈

在治疗过程中，患者如果有任何疑问、需求或建议，都应该及时向医生提出。此外，患者还可以根据自身感受为治疗方案提供参考意见，这有助于医生调整治疗方案，提高治疗效果。

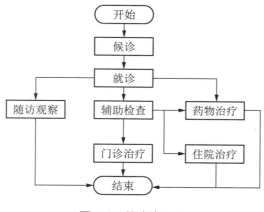

图 2-2　就诊流程图

（4）关注宣教与指导信息

在就诊过程中，医生会为患者提供一系列的宣教和指导信息，包括疾病知识、用药方法、饮食建议等。协助患者认真吸收这些信息，并将其融入日常生活中，以更好地辅助治疗过程。

（5）保持信任感与耐心

信任是医患关系的基础。患者应信任医生的专业能力，并积极配合医生的治疗。同时，患者还应保持耐心，因为疾病的治疗往往需要一定的时间。在治疗过程中，患者应保持积极的心态，相信在医生和自己的共同努力下，疾病一定能够得到有效治疗。

在就诊过程中主动配合医生的工作是非常重要的。通过了解医生的诊断思路、表达合作意愿、充分了解自身状况、按时就诊并关注进度、积极提供建议与反馈、关注宣教与指导信息以及保持信任感与耐心等方面的努力，患者可以更好地与医生合作，共同战胜疾病。

（五）医疗机构常见缴费方式

医疗机构缴费方式正在向更加便捷、高效和安全的方向发展。随着科技的进步和患者需求的变化，未来医疗机构缴费方式还将继续创新和发展。以下是一些常见的医疗机构缴费方式。

1. 移动支付

随着智能手机的普及和移动支付技术的发展，越来越多的医疗机构开始支持移动支付，如微信、支付宝等。只需扫描医疗机构提供的二维码或在相关应用内完成支付，即可快速完成缴费，大大提高了缴费的便捷性。

2. 在线预约与缴费

许多医疗机构已经实现了在线预约与缴费功能，可以通过医疗机构的官方网站、移动应用或第三方平台预约挂号，并在预约时完成缴费。这种方式不仅方便提前规划好就医时间，还可以减少现场排队等待的时间。

3. 医保电子凭证

随着医保电子凭证的推广，可以使用电子医保卡进行缴费和结算。这种方式不仅方便快捷，还可以有效防止医保卡丢失或被盗用的风险。

4. 无人自助缴费

一些医疗机构引入了无人自助缴费机，可以通过这些机器进行自助缴费，无需人工窗口排队。这种方式提高了缴费的效率，同时也减少了医疗机构的人力成本。

5. 智能支付终端

一些医疗机构开始使用智能支付终端，这些终端支持多种支付方式，包括现金、银行卡、移动支付等。只需在终端上选择支付方式并完成支付，即可快速完成缴费。

6. 银行转账或汇款

对于符合条件的部分患者，可通过银行转账或汇款的方式向银行账户汇款以支付相关医疗费用。

7. 预付卡或礼品卡

部分医疗机构可能接受预付卡或礼品卡作为支付方式。

需要注意的是，不同医疗机构支持的支付方式可能会有所差异，且随着技术的发展，新的支付方式会不断出现。建议在缴费前向医疗机构咨询具体可接受的支付方式，并根据个人情况选取最适合的方法。

（六）取药

1. 取药流程

（1）医生开具处方

医生完成诊断后，会根据患者的病情开具处方。处方上通常会列明所需药物名称、用量、使用方法以及药物使用的注意事项。

（2）缴费

拿到处方后，需要前往医疗机构的收费窗口进行缴费。请确保携带了足够的现金或有效的支付卡片（如医保卡、银行卡等），也可通过其他方式进行有效支付。

（3）窗口取药

缴费完成后，需前往取药窗口，出示处方和缴费凭证。药师会核对处方信息，包括患者姓名、药物名称、用量等，确保无误后，将药物发放给患者。部分医疗机构设立自动取药系统，患者缴费后，在自助签到机签到后即可等待取药。

（4）核对药物信息

在取到药物后，应当仔细核对药物名称、用量、用法、用药时间等信息，确保与处方一致。如果发现任何差异或疑问，请及时向药师提出。

2. 注意事项

（1）准确核对药物信息

在取药时，务必仔细核对药物信息，确保拿到的是正确的药物。如有疑问，及时向药师咨询。

（2）注意药物的保存

按照药物说明书或药师的指示，正确保存药物。药物需要阴凉、干燥处保存，避免阳光直射。部分药物需要放入冰箱保存。避免将药物放在儿童可触及的地方，以防误食。

（3）遵循用药指导

严格按照医生或药师给出的用药指导使用药物，包括用药时间、用量、方法等。

不可自行调整用药剂量或频率，以免对健康造成不良影响。

（4）观察药物副作用

在使用药物过程中，注意观察是否出现药物副作用。如有任何不适或疑似过敏反应，应立即停止用药并就医咨询。

（5）妥善保存处方和药物说明书

处方是取药的重要凭证，请妥善保存。如药物出现问题或需要再次购买时，以便有据可查。

药物使用后，也请保留药物包装和说明书，以便在需要时向医生或药师咨询。

（6）定期复诊

根据医生的建议，定期复诊以监测病情和药物效果。在复诊时，可以告知医生任何不适或疑似副作用，以便及时调整治疗方案。

通过遵循以上流程和注意事项，患者可以更加安全、有效地取药并使用药物，促进疾病的康复。

（七）医疗机构常见辅助检查

1. 检验科常见检验项目及注意事项

（1）血液常规检查

检查项目：红细胞计数、白细胞计数、血小板计数、血红蛋白含量等。

注意事项：抽血前避免剧烈运动、进食和饮酒，抽血后及时按压针孔，止血和减少皮下出血，预防感染。

（2）尿液常规检查

检查项目：尿液颜色、透明度、酸碱度、蛋白质、潜血、白细胞等。

注意事项：收集尿液时，应留取中段尿，避免污染，保持尿液标本清洁。女性患者应避免在经期进行尿液检查。

（3）粪便常规及隐血检查

检查项目：粪便颜色、形态、隐血等。

注意事项：收集粪便标本时，避免污染，保持粪便标本清洁。患者需提供足够的粪便量，腹泻取样时要取到有形成分。

（4）生化检查

检查项目：血糖、血脂、肝功能、肾功能等。

注意事项：空腹进行抽血检查，抽血前避免剧烈运动、进食和饮酒。

（5）血型检测

检查项目：ABO 血型、Rh 血型等。

注意事项：抽血前避免剧烈运动、进食和饮酒。

（6）传染病检查

检查项目：乙肝、丙肝、艾滋病、梅毒等。

注意事项：根据检查项目，患者可能需要空腹或者禁食，抽血前避免剧烈运动、进食和饮酒。

（7）肿瘤标志物检测

检查项目：AFP（甲胎蛋白）、CEA（癌胚抗原）、CA19-9（糖类抗原 19-9）等。

注意事项：空腹进行抽血检查，抽血前避免剧烈运动、进食和饮酒。

（8）激素水平检测

检查项目：甲状腺激素、性激素等。

注意事项：根据检查项目，患者可能需要空腹或者禁食，抽血前避免剧烈运动、进食和饮酒。

以上只是常见的检验项目及注意事项，具体检查事项可能因医疗机构和检查项目而有所不同。在进行检验前，请务必遵循医务人员的指示。

2. **病理科常见检验项目及注意事项**

（1）细胞学检查

检查项目：宫颈刮片、胸腹水、痰液、尿液等。

注意事项：由医务人员采集标本，避免污染。部分检查项目（如宫颈刮片）可能需要在特定的时间段进行。

（2）组织活检

检查项目：皮肤、乳腺、甲状腺、淋巴结等器官或组织的活体组织检查。

注意事项：检查前避免进食过于油腻或刺激性食物，避免服用抗凝血药物。检查后，遵循医生建议进行护理，避免感染。

（3）免疫组化检查

检查项目：应用于肿瘤诊断、鉴别诊断和治疗指导。

注意事项：由医务人员取材、固定和包埋组织标本，患者需提供详细的临床资料。

（4）基因检测

检查项目：遗传性疾病筛查、肿瘤基因检测等。

注意事项：根据检查项目，患者可能需要空腹或者禁食。提供详细的家族史和临床资料。

（5）病理切片观察

检查项目：通过观察病理切片进行疾病诊断。

注意事项：由医务人员制作和染色病理切片，提供详细的临床资料。

（6）病原学检查

检查项目：病毒、细菌、真菌等病原体检测。

注意事项：根据检查项目，患者可能需要空腹或者禁食。标本采集后，及时送检，避免标本变质。

以上只是常见的病理科检验项目及注意事项，具体检查事项可能因医疗机构和检查项目而有所不同。在进行检验前，请务必遵循医务人员的指示。

3. 影像学常见检验项目及注意事项

（1）X 光片（X-ray）

检查项目：胸部、腹部、骨骼、关节等。

注意事项：检查前去除佩戴的金属物品，如项链、耳环、戒指等。孕妇及备孕人群尽量避免 X 光检查。

（2）计算机断层扫描（CT scan）

检查项目：头部、胸部、腹部、骨骼、关节等。

注意事项：检查前去除佩戴的金属物品，如项链、耳环、戒指等。孕妇及备孕人群尽量避免 CT 检查，如有必要，请先咨询医生。

（3）磁共振成像（MRI）

检查项目：头部、脊柱、肌肉、关节等。

注意事项：检查前去除佩戴的金属物品，如项链、耳环、戒指等。体内有金属植入物（如钢板、钢钉、起搏器等）的患者需提前告知医生。孕妇及备孕人群尽量避免 MRI 检查，如有必要，请咨询医生。

（4）超声检查（Ultrasound）

检查项目：腹部、盆腔、心脏、血管等。

注意事项：超声检查前，根据检查部位不同，需要配合空腹或憋尿等准备。检查中需要保持平静呼吸，配合医生指令。

（5）核医学检查（Nuclear Medicine）

检查项目：骨扫描、心肌灌注显像等。

注意事项：核医学检查前，通常需要停止服用某些药物。检查中需要保持平静呼吸，配合医生指令。检查后，遵循医生建议，避免与他人近距离接触，尤其是孕妇和儿童。

（6）介入放射学检查（Intentional Radiology）

检查项目：肿瘤介入、血管介入、PET-CT 等。

注意事项：介入放射学检查前，通常需要禁食。检查中需要保持平静呼吸，配合医生指令。检查后，遵循医生建议进行护理。

以上只是常见的影像学检验项目及注意事项，具体检查事项可能因医疗机构和检查项目而有所不同。在进行检验前，请务必遵循医务人员的指示。

4. 内窥镜检查准备及注意事项

（1）检查准备

预约检查。提前预约内窥镜检查，向医疗机构提供个人信息、医保信息和检查需求。

饮食准备。根据检查部位不同，结合医生建议，在检查前一段时间内进行检查局部的准备。如胃肠镜检查前常需要低纤维饮食，避免食用粗纤维食物和富含纤维的蔬菜水果。检查前一天晚上，通常需要进行肠道准备。

药物调整。根据医生建议，可能需在检查前调整某些药物。遵循医务人员的指示。

暂停服药。如果有服用抗凝血药物，如华法林、阿司匹林等，请告知医生并按照医生建议合理用药。

麻醉准备。如选择无痛检查，需提前告知麻醉医生个人健康状况，包括过敏史、近期服药等情况。

检查前体检。检查前，医生会对患者进行体检，包括血压、心率等。

签署知情同意书。在检查前，签署知情同意书，了解检查过程和风险。

预约检查后陪护。对于无痛胃肠镜检查，需要有亲友陪同检查后接送。

（2）内窥镜检查时注意事项

穿着宽松舒适的衣物，便于穿脱。在指定时间到达检查室，听从医护人员安排。如果选择无痛检查，医生会进行麻醉。保持镇定，配合医生指令。检查过程中尽量放松，保持平稳呼吸。如有不适或疼痛，及时告知医生。检查结束后，在恢复区休息，待意识完全清醒后，经医生允许方可离开。根据医生建议，合理饮食。如胃肠镜检查后先从流质食物开始，如米粥、面条等，然后逐渐过渡到正常饮食。根据医生建议，可能需要在检查后服用药物，如抗感染药、止血药等。检查后，询问医生检查结果，了解后续治疗建议。如有需要，可预约随访检查。

在进行检查前后，务必遵循医务人员的指示。每位患者的具体情况可能有所不同，因此检查准备和注意事项也会有所差异。

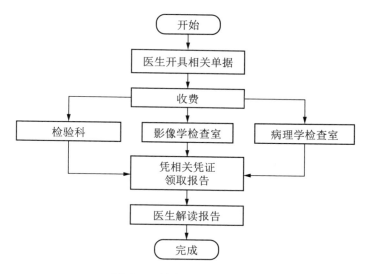

图 2-3　检验、检查流程图

（八）医疗机构常见治疗项目及注意事项

1. 药物治疗

用药前请仔细阅读药物说明书，了解药物名称、作用、用法、用量及注意事项。遵循医生处方，按时按量使用药物，不随意增减剂量或停药。如对药物过敏，请立即停止使用并咨询医生。用药期间，注意观察病情变化，及时与医生反馈。

2. 注射治疗

配合医护人员进行注射治疗，如有疑问需及时提出。注射前保持皮肤清洁，避免感染。注射后按压注射部位，防止出血，避免揉搓注射部位。注意观察注射后反应，如有不适，及时告知医护人员。

3. 物理治疗

根据医生建议，选择合适的物理治疗方式，如电疗、光疗、超声治疗等。治疗前请告知医护人员是否有金属植入物、电子设备或其他医疗设备。治疗期间，遵循医护人员的指导，避免不当操作。注意观察治疗后反应，如有不适，及时与医生沟通。

4. 手术治疗

手术前请配合医护人员进行身体检查和实验室检查。手术前确保有足够的休息时间，避免劳累和焦虑。手术后遵循医生建议进行护理，包括饮食、活动、药物使用等。注意观察手术后反应，如有不适，及时与医生沟通。

5. 康复治疗

遵循康复治疗计划，积极参与康复训练。康复治疗期间，注意观察身体反应，及时与医生或康复师沟通。保持积极的心态，配合医护人员进行康复治疗。

6. 中医治疗

配合中医师进行诊断和治疗，如针灸、拔罐、推拿、理疗、中药等。服用中药时，注意药物配伍、用法、用量及煎煮方法。如对中药过敏，请立即停止服药并咨询中医师。

以上仅为医疗机构常见治疗项目的注意事项，具体治疗方案和注意事项会因个人病情、治疗方法和医疗机构而有所不同。在进行治疗时，务必遵循医生或医护人员的指示。

（九）入院、出院指征及流程

1. 入院指征

医院常见的入院指征涵盖了多个医疗领域，主要根据患者的具体病情、症状严重程度、实验室检查结果及影像学资料等因素综合判断。以下是一些常见的入院指征：

（1）呼吸系统疾病

急性或慢性支气管炎伴严重咳嗽、咯痰、喘息，或呼吸困难。阻塞性肺气肿出现进行性呼吸困难，桶状胸，双肺呼吸运动减弱等体征。肺炎伴有高热、咳嗽、呼吸困难，且门诊治疗无明显改善。支气管哮喘急性发作，无法有效控制症状。

（2）循环系统疾病

心力衰竭，出现典型的心力衰竭症状，如呼吸困难、水肿等。高血压急症或高血压脑病，需要紧急降压治疗。感染性心内膜炎，有明确的感染症状和体征。

（3）消化系统疾病

急性胃肠炎伴有严重腹泻、呕吐、脱水症状。慢性胃炎、胃溃疡等，出现严重出血、穿孔或梗阻等并发症。急性胰腺炎，需要住院进行禁食、补液和抗感染治疗。

（4）泌尿系统疾病

急性尿路感染，症状严重或伴有并发症。急性肾炎或肾病综合征，需要密切监测肾功能。肾结石或尿路梗阻，导致剧烈疼痛或肾功能受损。

（5）损伤与手术

严重外伤，如骨折、创伤性颅脑损伤等。需要住院进行手术的患者，如阑尾炎、胆囊切除等。

（6）内分泌与代谢性疾病

糖尿病伴有严重并发症，如酮症酸中毒、高渗性昏迷等。甲状腺功能亢进或减退，症状严重或需要调整药物剂量。

（7）神经系统疾病

急性脑卒中，如脑出血、脑梗死等。癫痫持续状态，无法自行缓解。

（8）恶性肿瘤

恶性肿瘤需要住院进行手术、化疗或放疗。

此外，还有一些其他情况，如妊娠并发症、严重过敏反应、中毒等，也可能需要住院治疗。

入院指征并非一成不变，医生会根据患者的具体情况和医院资源进行综合评估，以决定是否需要住院治疗。因此，在出现任何健康问题或疑虑时，应尽早咨询医生并遵循医生的建议。

2. 入院流程

医院就诊。患者首先前往医院根据预检分诊结果到相应的科室进行就诊。医生会对患者进行初步的检查和诊断，明确病情。

入院申请。经过医生的评估，若患者的病情需要住院治疗，医生会开具入院申请单。

办理入院手续。患者或家属持入院申请单、身份证、医保卡等证件，前往住院处办理入院手续。这可能包括缴纳入院押金、签署住院协议等步骤。在办理过程中，患者还需要测量血压、身高、体温、体重等基本信息。

病区安排。办理完入院手续后，患者会被安排到相应的病区。病区护士会接待患者，并为其安排床位。同时，护士还会进行病情评估、入科宣教等工作，向患者介绍病区环境、护理人员、就餐时间、卫生间使用等相关信息。

医生查房与治疗。入院后，医生会对患者进行详细的查房，询问病史和病情，并制定进一步的治疗方案。根据病情需要，患者可能需要进行各种检查和治疗。

不同的医院和科室可能存在一些差异和特殊要求，因此在实际办理入院手续时，患者应咨询相关医务人员，并遵循医院的规定和要求。同时，患者在入院前应准备好相关的证件和资料，以便顺利办理入院手续。

3. 出院指征

病情稳定。患者的生命体征（如体温、脉搏、呼吸、血压等）应保持在正常范围内且稳定，无明显异常。

治疗有效。经过一段时间的治疗，患者的病情得到明显改善，达到了治疗的预期目标。

能自理生活。患者应具备一定程度的生活自理能力，如进食、穿衣、如厕等基本生活。

无传染风险。对于具有传染性的疾病，患者在出院前应确保不再具有传染性。

4. 出院流程

医生评估。主治医生会根据患者病情和恢复情况，判断是否符合出院的条件。如果医生认为可以出院，将会下达出院医嘱。

出院通知。护士或医生会向患者及家属解释出院事宜，包括出院时间、注意事项等，并告知需要办理的相关手续。

结算医疗费用。在出院前，需要前往医疗机构的收费处，根据住院期间产生的费用，进行结算。请确保携带了足够的现金或支付工具（如银行卡、支付宝、微信等）。

领取出院小结。在结算完医疗费用后，还需返回入住病区，领取出院小结。出院小结包含了病情诊断、治疗方案、用药记录等信息，对于日后的康复和复查非常重要。

药物领取。如有需要，还需要根据医生的建议，前往护士站领取出院所需的药物。

整理个人物品。在离开病房之前，请确保个人物品已经整理完毕，如衣物、洗漱用品等。

办理出院手续。最后，需要在病区的护士站或相关窗口，办理出院手续。工作人员会核实患者的身份信息，收回床位，并告知如何进行后续的复查或随访。

离院。办理完所有出院手续后，方可离开医疗机构。在离开之前，请注意检查是否有遗漏的物品，并确保带走所有的证件和资料。

5. 转院条件和流程

医疗机构转院制度通常涉及多个方面的规定和流程，主要目的是确保患者能够在需要时得到更高质量或更专业的医疗服务。

（1）转院条件

患者需满足一定的条件方可申请转院，如医疗机构技术和设备条件不足，已完成主要治疗需就近进行康复治疗，因交通、医疗保险支付或其他原因要求转院等。

（2）转院流程

符合转院条件的患者，应由主管医师上报科主任经同意后方可转院。不符合转院条件的，主管医师需请示科主任，由科主任查看患者并确认是否转院，由医务科备案。转院时，主管医师需征求患者及家属的意见，经患者及家属同意后，向其交代相关注意事项。主管医生开出转诊单及转院医嘱，完成患者转院记录，包括患者病情、入院后所接受的治疗和相关操作、患者继续治疗的需求和转院的原因等。

转院必须严格观察掌握指征，转送途中有加重病情导致生命危险者，应暂留院处理，待病情稳定后再转院。重症患者转院，患者家属应解决好有关护送问题，必要时应由经管科室派医护人员护送或者120急救车转运，并与被转医疗机构有关人员做好患者病情及病历资料交接手续并签字确认。

对于危重患者转院，应做好急救准备，派医务人员护送，途中确保患者安全。转院时，患者可带病历摘要，如因治疗需要可按规定复印相关资料，不得将原始病历带走。转院前陪诊师必须协同家属办好费用结算及有关出院手续。

因各种原因主动要求转院的患者，由其本人、家属或单位自行联系解决，按自动出院处理。相关事宜应请患者及其家属签署知情同意书。

具体的医疗机构转院制度可能因医疗机构和地区的不同而有所差异。在实际操作中，患者应咨询所在医疗机构的相关部门或医护人员，了解具体的转院政策和流程。

（十）病案复印

病案复印流程及操作步骤通常因医院和地区的不同而有所差异，一般可分为以下几个步骤。

1. 准备阶段

（1）确定复印目的和用途

在复印前，申请人需要明确复印病案的目的、用途和所需要的复印资料内容、以便医院按照相关规定进行复印。

（2）准备相关证明材料

申请人为患者本人时，需提供有效身份证明（如身份证、军人证、老年证、驾驶证等）。

申请人为患者代理人时，需提供患者及其代理人的有效身份证明、申请人与患者代理关系的法定证明材料（如委托书）等。

申请人为死亡患者近亲属或死亡患者近亲属代理人时，需提供患者死亡证明、近亲属及其代理人的有效身份证明、近亲属关系的法定证明材料等。

申请人为保险机构时，需提供保险合同复印件、承办人员的有效身份证明、患者或其代理人同意的法定证明材料等。

2. 申请阶段

（1）现场申请

申请人携带相关证明材料到医院的病案管理科（或病案室）办理复印申请。申请人填写病案复印申请表，并提交相关证明材料。病案管理科工作人员核实相关证明材料，并在病历复印申请上签署复印意见。

（2）线上申请（部分医院提供）

关注医院微信公众号或直接扫描二维码进入线上申请平台。选择"病案寄递"或类似选项，阅读病案复印告知书。选择办理类型，并上传证件，填写相应信息验证身份。填写复印份数、复印目的、选择复印内容项目，如办理慢性病或特殊病，需在"其他"栏填写办理的病种名称。如选择邮寄，还需填写收件人姓名、联系电话、收件地址等信息，确认无误后提交申请。

3. 缴费与复印阶段

（1）缴费

根据医院规定，申请人需到财务科（或指定地点）缴纳病历查询费和复印费。线上申请时,通常会在审核通过后通过微信支付、支付宝等方式支付病案复印费。

(2)复印

病案管理科工作人员根据申请人的申请,在规定的范围内复印病历资料,并加盖病历复印专用章。

4. 取件阶段

(1)现场取件

申请人到病案管理科(或指定地点)取件,核对病案复印件无误后,签字确认。

(2)邮寄取件(如选择邮寄方式)

病案管理科工作人员将病案复印件邮寄给申请人,申请人在收到包裹后支付快递费(如医院规定需额外支付)。

需要注意的是,不同医院对病案复印的具体要求和流程可能有所不同,因此申请人在办理前最好先咨询医院相关部门或查阅医院官网上的相关信息。此外,病案复印通常需要在患者出院后的一定时间内(如7个工作日后)方可办理,具体时间以医院规定为准。

四、门诊终端机介绍

(一)医疗自助终端一体机

医疗机构终端机是指在医疗机构环境中部署的,用于提供各种自助服务的计算机终端设备。这些设备通常具备触摸屏操作界面,使患者和医疗机构工作人员可以轻松完成各种医疗相关的自助服务。

1. 功能概述

医疗机构终端机通常具备以下几种核心功能:

挂号服务。通过终端机进行自助挂号,选择科室、医生,并完成支付流程。

预约服务。预约未来的就诊时间,选择指定的医生,并进行确认或修改。

缴费服务。在终端机上完成检查、治疗等费用的支付。

报告查询。查询和打印检查报告和影像资料。

导诊服务。终端机提供科室分布、专家出诊时间等信息，帮助患者快速找到目的地。

2. 技术特点

医疗机构终端机采用触摸屏操作，界面清晰，易于使用。设备支持多种支付方式，如现金、银行卡、医保卡以及移动支付等。此外，医疗机构终端机具有较高的安全性和稳定性，能够保障患者信息的安全。

3. 应用效果

医疗机构终端机的应用可以大大减少患者在挂号、缴费、取报告等环节的等待时间，提高医疗服务效率，改善患者的就医体验。同时，自助服务也减轻了医疗窗口工作人员的压力，提高了医疗服务质量。

4. 发展趋势

随着科技的不断进步和医疗需求的日益增长，医疗机构终端机将朝着更加智能化、个性化的方向发展。未来可能集成更多服务功能，如在线咨询、智能导诊等，为患者提供更加全面和便捷的自助服务。

医疗机构终端机的推广和应用是推进医疗信息化、实现医疗服务现代化的有效手段，有助于提升医疗机构的整体服务水平和竞争力。随着技术的进步和患者需求的提升，医疗机构终端机将继续发挥重要作用，为患者提供更加高效、便捷的服务。

（二）自助挂号机

自助挂号机是用于医疗机构的自助服务设备，主要是针对大型医疗机构排队挂号队伍长，等待时间久的现状而设计，通过结合触摸屏等硬件技术并与医疗机构现有信息系统（HIS）实现对接。可以满足患者对于医疗机构的自助挂号、自助预约等需求，还能帮助医疗机构优化业务流程，提升医疗机构日常运营效率和服务质量，有效缓解排队问题，改善患者体验。

1. 自助挂号

主要实现患者挂号功能。从主界面点击"自助挂号"按钮，进入登录界面。登录界面进行刷卡，读取患者信息。若患者第一次来医疗机构就诊，则自动启用新患者信息登记界面。信息登记成功自动进入挂号分类界面，选取科室或专病或专家，进入自助挂号主界面。点击界面上列出的科室或者医生进行挂号即可。

2. 自助预约

主要实现预约挂号功能。从主界面点击"自助预约"按钮，进入登录界面。刷卡，新患者按步骤登记，自助挂号。进入自助预约主界面，选中科室或医生后进入时间段选择界面。选取某个时间的"可预约"的号进行预约即可。

（三）医疗签到机

签到机是一种应用于医疗机构的智能设备，主要用于患者就诊过程中的签到、排队、叫号等环节。通过使用医疗签到机，可以提高医疗机构的服务效率，改善患者就医体验。

1. 方便登记

医疗签到机主要作用是为患者提供方便的就诊登记服务。患者到医疗机构时，通过医疗签到机上的屏幕进行信息填写，包括个人基本信息、就诊原因等，然后系统自动生成电子病历，便于医生查看。

2. 便捷排队

患者通过医疗机构签到机签到后，系统会自动为患者分配就诊序号和候诊时间，让患者不用在医疗机构中随意徘徊，耗费精力和时间等待。

（四）多功能取片机

医疗机构多功能取片机是一种现代化的医疗设备，它为患者提供了一种快速、便捷的方式来获取医学影像胶片和报告。不仅提高了医疗机构的工作效率，也极大地提升了患者的就医体验。

1. 功能概述

医疗机构多功能取片机集成了多种功能，主要包括自助取片、报告打印、信息查询、缴费服务、预约挂号等功能。

自助取片。在完成医学影像检查后，可以通过取片机自助打印出胶片。

报告打印。自助打印出检查报告，无需在医疗机构窗口排队等候。

信息查询。查询检查预约情况、费用信息以及相关医疗指导。

缴费服务。在取片机上完成检查费用的支付，支持多种支付方式。

预约挂号。通过取片机进行挂号预约，选择科室和医生。

2. 技术特点

多功能取片机通常采用触摸屏操作，用户界面直观，操作简便。设备支持多种支付方式，如现金、银行卡、医保卡以及移动支付等，适应不同患者的支付需求。此外，取片机具有较高的安全性和稳定性，能够保障患者信息的安全。

3. 应用效果

通过多功能取片机的应用，医疗机构可以有效减少患者在取片、缴费等环节的排队时间，提高医疗服务效率，改善患者的就医体验。同时，自助服务也减轻了医疗机构窗口工作人员的压力，提高了医疗服务质量。

4. 发展趋势

随着科技的不断进步和医疗需求的日益增长，医疗机构多功能取片机将朝着更加智能化、个性化的方向发展。未来可能集成更多服务功能，如在线咨询、智能导诊等，为患者提供更加全面和便捷的自助服务。

医疗机构多功能取片机的推广和应用是推进医疗信息化、实现医疗服务现代化的有效手段，有助于提升医疗机构的整体服务水平和竞争力。随着技术的进步和患者需求的提升，医疗机构多功能取片机将继续发挥重要作用，为患者提供更加高效、便捷的服务。

（五）自助报告机

医疗机构自助报告机是一种方便患者获取医疗报告的设备。它解决了传统报告领取方式带来的排队等待和时间浪费的问题。患者可以通过自助报告机快速、便捷地获取自己的报告。

自助报告机一般由一台计算机、打印机、扫描仪和触摸屏组成。患者可以通过触摸屏上的操作界面，选择需要的功能，如报告打印、报告查询等。自助报告机还配备了打印机和扫描仪，使得患者可以在机器上直接打印报告或扫描报告到自己的手机或电子设备上。

1. 功能

报告查询。自助报告机通过链接医疗机构数据库，患者可以通过输入信息，如病历号、身份证号等来查询医疗报告。系统会根据输入的信息进行查询，并将查询结果显示在屏幕上。

报告打印。患者可以选择要打印的报告，并通过自助报告机上的打印功能将报告打印出来。自助报告机通常配备了高速打印机，能够在短时间内完成打印任务。打印的报告具有与传统报告相同的格式和质量，患者可以选择打印多份报告。

报告保存。自助报告机还具备将报告保存到电子设备的功能。患者可以通过自助报告机上的扫描仪，将自己的报告扫描到自己的手机或其他电子设备上。便于患者日后的查询和使用。

缴费查询。自助报告机还可以提供缴费查询的功能。患者可以通过输入自己的缴费单号或者病历号等信息，来查询自己的待缴费用。系统会根据输入的信息进行查询，并将查询结果显示在屏幕上。患者可以选择支付方式，并在自助报告机上进行缴费。

2. 优势

省时性。传统的报告领取方式需要患者到医疗机构前台排队等待，耗费大量的时间和精力。而自助报告机内存在，大大简化了报告领取的流程，患者可以在任意时间自主获取医疗报告，节省了大量的时间。

高效性。自助报告机配备了高速打印机和扫描仪，能够在短时间内完成打印和扫描的任务。患者在自助报告机上选择打印或扫描功能后，报告会被迅速处理，使得整个过程更加高效。

方便性。自助报告机的触摸屏操作界面清晰简洁，患者只需通过简单几步操作即可完成报告打印、查询或保存。患者不需要等待和咨询医务人员，可以自助完成所有操作，提升了医疗机构服务的便利性。

（六）自助一体结算机

医疗机构自助一体结算机是医疗机构信息化建设的重要组成部分，它旨在通过自助服务的方式，提高患者的就医效率，优化医疗机构的服务流程。

1. 功能概述

医疗机构自助一体结算机通常具备以下几种核心功能：

出入院办理。通过一体机办理出入院手续，包括建档、缴纳押金等。

费用结算。在一体机上完成治疗、检查等费用的支付。

医保结算。支持医保患者的自助结算，方便快捷。

费用查询。随时查询住院期间的费用明细。

发票打印。自助打印收费发票。

个人信息管理。自助更新和查询个人健康信息。

2. 技术特点

自助一体结算机采用触摸屏操作，界面直观，操作简便。设备支持多种支付方式，如现金、银行卡、医保卡以及移动支付等，适应不同患者的支付需求。此外，自助结算机具有较高的安全性和稳定性，能够保障患者信息的安全。

3. 应用效果

通过自助一体结算机的应用，医疗机构可以有效减少患者在结算环节的排队时间，提高医疗服务效率，改善患者的就医体验。同时，自助服务也减轻了医疗机构窗口工作人员的压力，提高了医疗服务质量。

4. 发展趋势

随着科技的不断进步和医疗需求的日益增长，医疗机构自助一体结算机将朝着更加智能化、个性化的方向发展。未来可能集成更多服务功能，如在线咨询、智能导诊等，为患者提供更加全面和便捷的自助服务。

医疗机构自助一体结算机的推广和应用是推进医疗信息化、实现医疗服务现代化的有效手段，有助于提升医疗机构的整体服务水平和竞争力。随着技术的进步和患者需求的提升，医疗机构自助一体结算机将继续发挥重要作用，为患者提供更加高效、便捷的服务。

五、社会基本医疗保险分类

社会基本医疗保险是我国社会保障体系的重要组成部分，旨在为全体公民提供基本的医疗保障。根据不同的参保人群和缴费标准，社会基本医疗保险可分为多种类型。我国主要有城镇职工医疗保险和城乡居民基本医疗保险两大制度，并辅以多层次的补充保险政策。

本章就我国常见的几类医疗保险特点及报销政策做简要阐述。

（一）城镇职工基本医疗保险

城镇职工基本医疗保险是为城镇在职职工和退休人员提供医疗保障的一种社会保险制度。其参保范围涵盖了城镇各类企事业单位的职工和退休人员。

1. 缴费机制

城镇职工基本医疗保险实行个人和单位共同缴费的机制。个人按照一定比例的工资收入缴纳医疗保险费，单位则根据职工工资总额缴纳相应的医疗保险费。

2. 保障内容

城镇职工基本医疗保险主要保障参保人员在定点医疗机构就医发生的符合规定的医疗费用，包括住院费、门诊费、药品费等。同时，还提供一定的门诊慢性病、特殊疾病等保障。

3. 报销比例

具体的报销比例根据就医地点、医疗机构级别、治疗项目等因素有所不同。一般来说，住院费用的报销比例较高，门诊费用的报销比例相对较低。

（二）城镇居民医疗保险

城镇居民医疗保险是针对城镇非从业居民设计的一种医疗保险制度，旨在为这部分人群提供基本的医疗保障。

1. 缴费机制

城镇居民医疗保险的缴费标准根据个人和地区的不同而有所差异。个人需要按照规定的标准缴纳医疗保险费，政府也会给予一定的财政补贴。

2. 保障内容

城镇居民医疗保险主要保障参保人员在定点医疗机构就医的基本医疗费用，包括住院费、门诊费、药品费等。

3. 报销比例

城镇居民医疗保险的报销比例根据就医地点、医疗机构级别、治疗项目等因素有所不同。一般来说，住院费用的报销比例较高，门诊费用的报销比例相对较低。

社会基本医疗保险是我国社会保障体系的重要组成部分，其分类涵盖了城镇职工基本医疗保险、新型农村合作医疗保险和城镇居民医疗保险等多种类型。这些保险制度为不同人群提供了相应的医疗保障，有助于缓解因病致贫、因病返贫的问题，促进社会的公平与和谐。

此外，为提供更全面的医疗保障，我国还建立了以下几种补充性医保制度。主要有大额医疗费救助金、大病保险、长期护理保险、对低收入或特殊困难群体提供的医疗援助的医疗救助和医保扶贫。

总的来说，中国的医疗保险制度旨在构建一个全民覆盖、层次分明的社会保障网络，通过多元化的保障措施来满足不同人群的医疗需求，实现风险共担和资源合理分配。随着政策的不断调整完善，我国的医疗保障体系正在向更加统一和高效的方向发展。

（三）新型农村合作医疗保险

新型农村合作医疗保险是专门为农村居民设计的一种医疗保险制度，旨在缓解农村居民因病致贫、因病返贫的问题。由政府组织、引导、支持，农民自愿参加，个人、集体和政府多方筹资，以大病统筹为主的农民医疗互助共济制度。

1. 缴费机制

新型农村合作医疗保险的缴费标准相对较低，主要由农民个人承担，政府会给予一定的财政补贴。居民可按各地的支付费用金额交费，或者缴费金额参考新型农村合作医疗的自愿缴费标准，是各地政府根据居民的实际情况和居民的医疗需求量，综合参照其他地区的标准制定而成。缴费标准可以按月度、季度或年度缴费，缴费模式灵活多样，且缴费额度很低。以农村居民基本医疗保险为例，缴费金额在每人每年几百元，由农村居民个人和政府共同负担。同时，政府还为低保、特困户等贫困群体提供一定的财政资助，确保他们的医疗保障。

2. 保障内容

新型农村合作医疗保险主要覆盖农村居民在定点医疗机构就医的基本医疗费用。保障范围包括住院费、门诊费、分娩费等。

3. 报销比例

新型农村合作医疗保险的报销比例因地区和政策的不同而有所差异。通常情况下，住院费用的报销比例会高于门诊费用。

新型农村合作医疗保险的报销比例根据治疗项目和费用类型的不同而有所差异。总的来说，门诊报销比例较低，住院报销比例稍高。在基层卫生机构就医报销比例较高，可高达85%，在二级、三级医院就医报销比例逐级降。对于特定的大病或重病患者，住院费用在达到一定金额后，还可享受更高的补助比例。新型农村合作医疗保险还设有大病保险制度，对于符合大病保险报销范围的医疗费用，在基本医保报销后的个人自付部分，可以进一步按比例报销。大病报销的具体比例和限额因地区和政策而异，但通常能够显著减轻大病患者的经济负担。

需要注意的是，不在医保目录内的药品、进口药品、高档检查项目等，通常不在报销范围内。此外，因个人违法行为导致的伤害也不在报销范围内。

以上报销比例仅供参考，具体比例可能因地区、政策变化和个人情况而有所不同。在报销前，建议详细了解当地的报销政策和比例，以便更好地利用医保资源。

六、商业保险

商业保险在我国保险市场中扮演着重要的角色。近年来，随着国民经济的发展和居民财富的增加，商业保险的需求也在逐步增长。特别是在健康保险和养老保险等领域，商业保险的作用日益凸显。

（一）中国商业保险分类

1. 财产保险

财产保险的核心是对个人或企业财产及其相关利益的保障，可以分为财产损失险、责任保险和信用保证保险几个细类。

财产损失险。针对物质形态的财产（如房屋、汽车等）及其相关利益，当这些财产发生损失时，保险公司会提供赔偿。

责任保险。涉及法律赔偿风险，比如交通事故中的第三者责任险或者雇主对雇员的责任险。

信用保证保险。主要涉及权利人对债务人的信用风险投保，是企业用于管理风险的一种方式。

2. 人身保险

人身保险则侧重于对个人健康和生命的保障，可以包括寿险、健康险、意外险三种类型。

寿险。为投保人在特定情况下（如死亡或满期）提供经济补偿。

健康险。涵盖医疗费用、失能收入损失等由健康问题带来的经济损失。

意外险。针对由意外伤害造成的身体损害或死亡提供保障。

（二）商业保险的特点

中国市场的商业保险具有以下特征：

补充性质。商业保险在中国市场中主要作为社会保险的补充存在。

服务方缺乏竞争性。由于中国的医疗服务提供者以公立机构为主，这限制了商业保险在提供补充医疗服务方面的竞争空间。

个险市场巨大但竞争激烈。个人保险市场庞大，价格战激烈，依赖于高免赔来实现风险控制。

团险风险相对可控。团体保险的风险较为可控，但增长潜力有限。

发展潜力巨大。中国人均持有的人身险保单数量不足 1 件，仅有五分之一的人拥有长期寿险保单，显示出中国商业保险市场仍处于初级阶段，具有巨大的成长潜力。

商业保险在中国是一个多元化且正在快速发展的市场，它不仅提供了多样化的产品以满足不同人群的需求，同时也面临着诸如市场竞争、产品创新和服务提升等一系列挑战。随着中国经济的不断增长及人民生活水平的提升，预期这一市场将继续保持增长态势。

然而，与发达国家相比，我国商业保险市场的渗透率仍然较低，发展空间巨大。此外，我国商业保险市场也面临着一些挑战，如产品创新不足、服务质量参差不齐等问题。

为了推动商业保险市场的健康发展，我国政府已经采取了一系列措施，如加大政策支持力度、优化监管环境、鼓励保险公司创新等。同时，保险公司自身也在不断提升服务质量、丰富产品线、加强风险管理等方面做出努力。

综上所述，虽然无法提供具体的占比数据，但可以看出商业保险在我国保险市场中扮演着重要的角色，并且具有广阔的发展前景。

第三章

基础医疗知识

一、必备基础医疗知识

（一）人体解剖基础

人体九大系统包括：运动系统、呼吸系统、循环系统、消化系统、泌尿系统、神经系统、生殖系统、内分泌系统和免疫系统。

1. 运动系统

人体的运动系统由骨骼、关节和骨骼肌三种器官组成，其基本功能是运动、支持和保护。运动功能，如说话、唱歌、跳舞、走路、跑步等各种运动活动；支持功能，如下肢的股骨、大腿骨、髋关节、臀肌等支撑上肢体重；保护功能，如颅骨保护脑组织，胸椎颈椎骨保护脊髓，胸骨、肋骨和腹直肌对内脏的保护等。

正常成年人人体共有 206 块骨，它们相互连接构成人体的骨架——骨骼。分为颅骨、躯干骨和四肢骨三个大部分。其中，有颅骨 29 块、躯干骨 51 块、四肢骨 126 块。

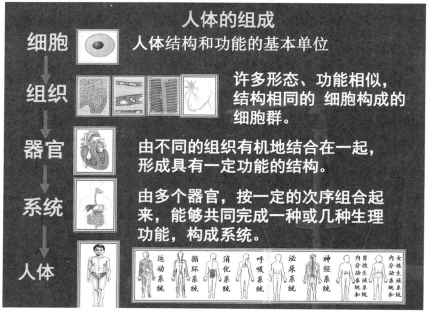

图 3-1　人体组成

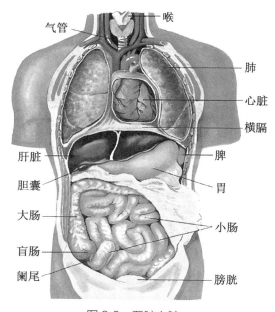

图 3-2　五脏六腑

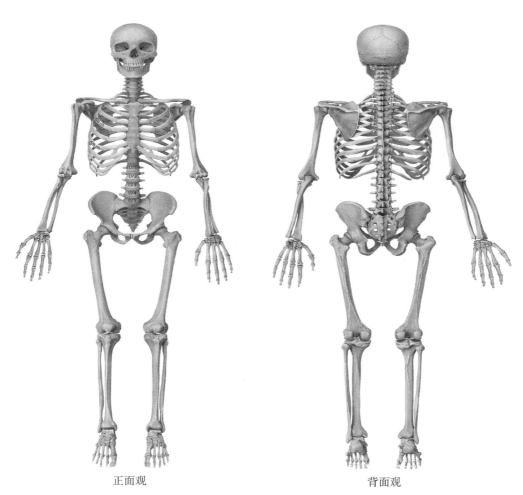

正面观 背面观

图 3-3 人体骨骼结构图（正面观和背面观）

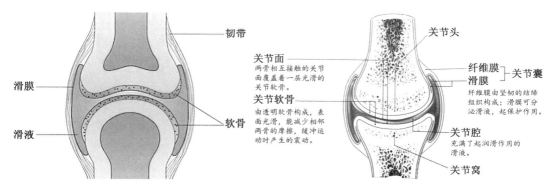

韧带

滑膜

滑液

软骨

关节头

关节面
两骨相互接触的关节
面覆盖着一层光滑的
关节软骨。

关节软骨
由透明软骨构成，表
面光滑，能减少相邻
两骨的摩擦，缓冲运
动时产生的震动。

纤维膜
滑膜
} 关节囊

纤维膜由坚韧的结缔
组织构成；滑膜可分
泌滑液，起保护作用。

关节腔
充满了起润滑作用的
滑液。

关节窝

图 3-4 关节构造图

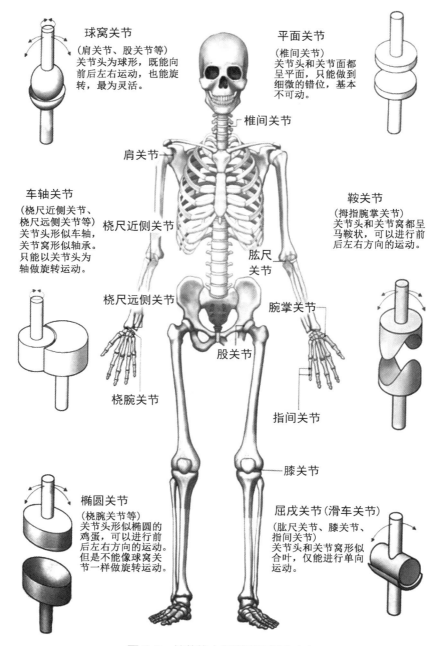

球窝关节

（肩关节、股关节等）
关节头为球形，既能向
前后左右运动，也能旋
转，最为灵活。

平面关节

（椎间关节）
关节头和关节面都
呈平面，只能做到
细微的错位，基本
不可动。

车轴关节

（桡尺近侧关节、
桡尺远侧关节等）
关节头形似车轴，
关节窝形似轴承。
只能以关节头为
轴做旋转运动。

鞍关节

（拇指腕掌关节）
关节头和关节窝都呈
马鞍状，可以进行前
后左右方向的运动。

椭圆关节

（桡腕关节等）
关节头形似椭圆的
鸡蛋，可以进行前
后左右方向的运动。
但是不能像球窝关
节一样做旋转运动。

屈戌关节（滑车关节）

（肱尺关节、膝关节、
指间关节）
关节头和关节窝形似
合叶，仅能进行单向
运动。

椎间关节

肩关节

桡尺近侧关节

肱尺
关节

桡尺远侧关节

腕掌关节

桡腕关节

股关节

指间关节

膝关节

图 3-5 关节的主要类型和运动方向

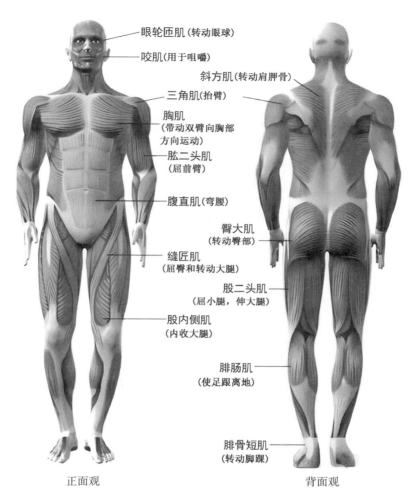

眼轮匝肌(转动眼球)

咬肌(用于咀嚼)

斜方肌(转动肩胛骨)

三角肌(抬臂)

胸肌
(带动双臂向胸部
方向运动)

肱二头肌
(屈前臂)

腹直肌(弯腰)

臀大肌
(转动臀部)

缝匠肌
(屈臀和转动大腿)

股二头肌
(屈小腿,伸大腿)

股内侧肌
(内收大腿)

腓肠肌
(使足跟离地)

腓骨短肌
(转动脚踝)

正面观　　　　　　　　背面观

图 3-6　人体重要肌肉结构图（正面观和背面观）

2. 呼吸系统

人体的呼吸系统包括鼻腔、咽、喉、气管、支气管和肺，负责吸入氧气并排出二氧化碳。空气通过鼻腔进入喉部，再经过气管和支气管进入肺部。肺部是气体交换的主要场所，其中肺泡是气体交换的基本单位。氧气通过肺泡进入血液，同时二氧化碳从血液释放并扩散到肺泡中，随后通过呼气排出体外。呼吸系统实质是氧气与二氧化碳交换的过程，并通过氧气输送，给机体提供能量。呼吸停止，生命也即将终止。

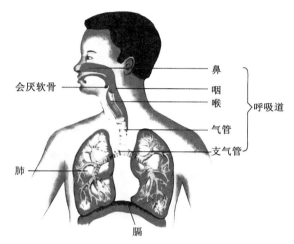

图 3-7　呼吸系统的组成

3. 循环系统

循环系统由心脏、血管和血液组成，基本功能有心脏功能、体循环功能和肺循环功能。循环系统负责将氧气和营养物质输送到全身各个组织细胞，并将废物和二氧化碳带走。心脏作为循环系统的核心，通过收缩和舒张推动血液流动。血管分为动脉、静脉和毛细血管，分别负责将血液从心脏输送到全身，回收血液回心脏，以及实现血液与组织细胞的物质交换。

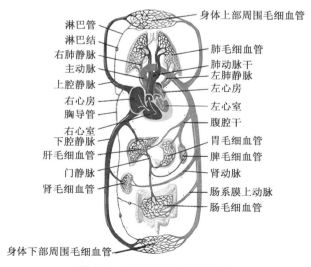

图 3-8　人体循环系统示意图

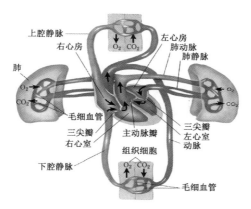

图 3-9　心脏血液循环示意图

4. 消化系统

消化系统包括口腔、食管、胃、小肠、大肠等器官，负责将食物摄入、咀嚼、消化、吸收和排泄。食物经过口腔的咀嚼和唾液的初步消化

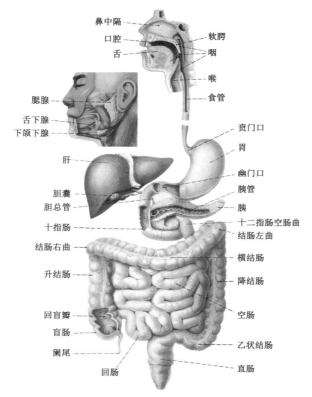

图 3-10　人体消化系统示意图

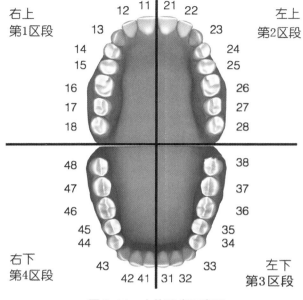

右上
第1区段

左上
第2区段

12 11 21 22
13   23
14   24
15   25
16   26
17   27
18   28

48   38
47   37
46   36
45   35
44   34
43   33
42 41 31 32

右下
第4区段

左下
第3区段

图 3-11　人体牙齿示意图

后，通过食管，再进入胃进行进一步的消化。胃中的胃酸和胃蛋白酶能够将食物进一步分解为小分子物质，随后进入小肠。小肠是吸收营养物质的主要场所，吸收后的营养物质通过血液输送到全身各个组织细胞。

口腔是消化系统的一部分，是消化系统的最前端，但是口腔中的牙齿并不属于消化系统，主要是因为牙齿既没有消化腺体也没有吸收营养的功能，所以，牙齿只是起到咀嚼功能。牙齿的存在使得食物被碾碎，从而在口腔以及下消化道被更高效地吸收利用。正常人牙齿数量介于 20 到 32 颗之间。

5. 泌尿系统

泌尿系统由肾脏、输尿管、膀胱、尿道等器官组成，其基本功能是将人体代谢产生的废物和多余水分通过尿液的形式排出体外。血液经过肾小球的过滤功能，体内废物和多余水分形成尿液，尿液通过输尿管进入膀胱储存，最后通过尿道排出体外。

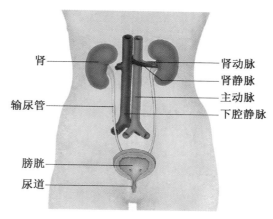

图 3-12　泌尿系统结构图

6. 神经系统

人体的神经系统分为中枢神经系统和周围神经系统。中枢神经系统包括大脑和脊髓，周围神经包括颅神经和体神经。大脑分左右两个半球，分别控制对侧身体活动、感觉以及半个视野的视觉；小脑负责控制身体的平衡能力；脑干分管部分视力、听力、说话、吞咽、情绪等。脊髓的功能是感觉与运动的传导，以及在大脑控制下完成一些基本反射活动，如排尿、排便的反射。周围神经则将脊髓和大脑与身体各个部位连接起来，实现对身体的控制和感觉。

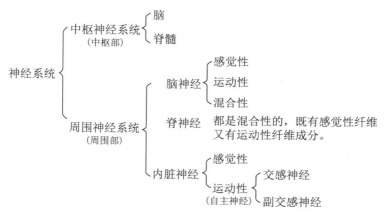

图 3-13　神经系统的组成

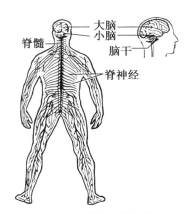

图 3-14　神经系统的分布

7. 生殖系统

生殖系统包括男性生殖和女性生殖两部分，是产生生殖细胞和性激素、繁殖后代和决定男女性别特征的系统。

8. 内分泌系统

内分泌系统由内分泌腺以及其他器官的内分泌细胞组成，内分泌腺包括脑垂体、松果体、甲状腺、甲状旁腺、胸腺、胰腺、肾上腺、性腺等。内分泌系统的功能是调节机体的物质代谢和体液平衡，保持内环境稳定。

9. 免疫系统

免疫是机体对异种、异体及自身物质所产生的反应，以达到自身稳定的一种复杂的生理性保护，与人体的胚胎发育、疾病发生、衰老等一系列的生命过程有密切关系。免疫系统是机体防卫病原体入侵最有效的武器，它能发现并清除异物、外来病原微生物等引起内环境波动的因素，但其功能的亢进性有时也会对自身器官或组织产生伤害。

免疫系统由免疫分子、免疫细胞、免疫器官组成，免疫器官包括骨髓、胸腺、脾脏、淋巴结、扁桃体、阑尾等。免疫系统的功能主要是防御，从两个方面予以识别和应答，一是清除入侵的抗原，二是监视和清除机体自身改变了的细胞。在免疫功能失调的情况下，免疫应答可造成机体组织损伤。

（二）生理学基础

1. 生命体征

生命体征是评估个体健康状况的重要指标，包括体温、脉搏、呼吸和血压。

正常成年人体温范围为 36.3—37.2 ℃（口腔测量）。体温过高或过低都可能表示存在疾病或感染。测量体温时，应确保体温计清洁并消毒，测量时间通常为 3—5 分钟。

正常脉搏范围为 60—100 次 / 分钟。脉搏过快或过慢都可能表示心脏存在问题。测量脉搏时，应使用食指和中指轻轻按压桡动脉，通常测量 60 秒的搏动次数。

正常成年人呼吸频率为 12—20 次 / 分钟。呼吸过快或过慢都可能表示呼吸系统存在问题。观察呼吸时，应注意呼吸的频率、节律、深度和呼吸音是否有异常声音。

正常成年人血压范围为收缩压 90—139 mmHg，舒张压 60—89 mmHg。血压过高或过低都提示可能存在心血管疾病。测量血压时，应确保被测者处于安静状态，并使用合适的袖带和血压计进行测量。

2. 生理反射

生理反射是指人体在特定刺激下产生的非自主、自动化的反应。这些反射是神经系统正常功能的重要体现，有助于维持身体的平衡和适应环境变化。

常见的生理反射分为浅反射、深反射和病理反射。

（1）浅反射

角膜反射。当光线照射到角膜时，眼睛会自动闭合，以避免光线过强对眼睛造成伤害。角膜反射的正常存在是眼睛健康的一个重要指标。

腹壁反射。当用钝物轻轻划过腹壁时，会引起腹壁肌肉的收缩。腹壁反射的异常可能提示神经系统的问题。

提睾反射。当刺激男性大腿内侧上部皮肤时，可引起提睾肌收缩，睾丸上提。提睾反射的异常可能与脊髓损伤有关。

（2）深反射

肱二头肌反射。当叩击肱二头肌肌腱时，会引起肱二头肌的收缩，前臂快速屈曲。这个反射的异常可能表明神经系统的损害。

肱三头肌反射。当叩击肱三头肌肌腱时，会引起肱三头肌的收缩，前臂伸展。这个反射的异常同样可能提示神经系统的问题。

膝反射。当叩击髌骨下方的股四头肌肌腱时，会引起小腿的伸展。膝反射的减弱或消失可能与脊髓或周围神经的损伤有关。

（3）病理反射

人体常见的病理反射主要有两种，主要是神经科的病理反射，包括脑膜刺激征，以及椎体束损害。

巴宾斯基征，当沿患者足底外侧缘，由后向前至小趾近足底部并转向内侧滑动时，拇趾背屈，余趾呈扇形展开。这种反射的出现通常表示锥体束受损。

需要注意的是，生理反射可能会受到多种因素的影响，如年龄、身体状况、药物使用等。1 岁半以内的婴幼儿由于神经系统发育未完善，也可能出现这种反射，不属于病理性。

（三）病理学基础

1. 常见疾病类型

常见疾病的类型主要包括感染性疾病、非感染性疾病、良性肿瘤与恶性肿瘤等。

感染性疾病是由细菌、病毒、真菌、寄生虫等微生物引起的。常见的感染性疾病包括感冒、肺炎、肝炎、艾滋病等。了解这些疾病的病原体、传播途径、症状以及预防措施，对于控制疾病的传播和提供有效的治疗至关重要。

非感染性疾病通常是由非微生物因素引起的，如遗传因素、环境因素、生活方式等。常见的非感染性疾病包括心脏病、高血压、糖尿病、癌症等。

肿瘤是细胞异常增生形成的肿块，根据其性质可分为良性肿瘤和恶性肿瘤。良性肿瘤通常生长缓慢，不会扩散到其他部位；而恶性肿瘤则具有侵袭性和转移性，会对患者的生命造成威胁。

2. 疾病症状与体征

症状是指患者主观感受到的不适或痛苦，而体征则是医生通过检查患者身体发现的客观异常。

发热、疼痛、黄疸和水肿是一些常见疾病的症状与体征。

发热是许多感染性疾病的常见症状，通常伴随寒战、头痛、乏力等。发热的原因可能是细菌或病毒感染，需要通过进一步检查确定病原体并采取相应的治疗措施。

疼痛是许多疾病的常见症状，可能是局部或全身性的。疼痛的原因可能是外伤、炎症、肿瘤等，医生需要根据疼痛的性质、部位和持续时间等信息，结合其他症状和体征进行综合判断。

黄疸是肝功能异常或胆道阻塞时出现的皮肤、巩膜等黄染现象。黄疸的原因可能是肝炎、肝硬化、胆结石等，需要及时诊断和治疗以避免肝功能进一步恶化。

水肿是指组织间隙液体过多积聚导致的局部或全身肿胀。水肿的原因可能是肾脏疾病、心脏疾病、营养不良等，医生需要根据水肿的部位、程度和伴随症状等信息进行诊断。

除了上述症状和体征外，还有许多其他的症状和体征与各种疾病相关。

（四）药物学基础

1. 药物分类

药物分类是指根据药物的化学结构、作用机制、用途等因素将药物进行归类，如抗生素、抗病毒药物、抗肿瘤药物等。以下是一些常见的药物分类及其代表药物。

抗生素：用于治疗细菌感染的药物，如青霉素、头孢菌素等。

抗病毒药物：用于治疗病毒感染的药物，如阿昔洛韦、奥司他韦等。

抗肿瘤药物：用于治疗恶性肿瘤的药物，如紫杉醇、顺铂等。

心血管系统药物：用于治疗心血管疾病的药物，如利尿剂、ACE 抑制剂等。

呼吸系统药物：用于治疗呼吸系统疾病的药物，如支气管扩张剂、吸入性糖皮质激素等。

消化系统药物：用于治疗消化系统疾病的药物，如抗酸药、胃肠动力药等。

除了上述分类外，还有许多其他的药物分类，如神经系统药物、内分泌系统药物等。同时，药物使用时应遵循医嘱，注意药物的剂量、用法和不良反应等信息，确保用药的安全和有效。

2. 常见药物使用

抗生素主要用于治疗细菌感染。使用时需根据患者的感染类型、病原体种类及药敏试验结果选择合适的抗生素，并遵循医嘱的剂量和用药时间。常见的抗生素包括青霉素类、头孢菌素类、大环内酯类等。在使用过程中，应注意抗生素的副作用和耐药性问题。

抗病毒药物主要用于治疗病毒感染。使用时需根据病毒感染的类型选择合适的药物，如抗流感病毒药物、抗疱疹病毒药物等。同时，需注意抗病毒药物的不良反应和耐药性问题。

心血管系统药物主要用于治疗心血管疾病，如高血压、冠心病等。使用时需根据患者的病情选择合适的药物，如利尿剂、ACE 抑制剂、钙通道阻滞剂等。在使用过程中，应注意药物的副作用和与其他药物的相互作用。

镇痛药主要用于缓解疼痛症状。使用时需根据患者的疼痛类型和程度选择合适的药物，如非甾体抗炎药、阿片类药物等。同时，需注意镇痛药的成瘾性和副作用问题。

在药物使用过程中，陪诊师还应关注服务对象的用药反馈。

表 3-1 老年人常见药物清单

药物名称	疾病	药物功效	用药注意
阿司匹林	心脑血管疾病	抗血小板药物，预防心脑血管疾病	遵循医嘱，注意胃肠道出血风险
氨氯地平	高血压	钙通道阻滞剂，降低血压	定时定量服用，监测血压变化
二甲双胍	糖尿病	促进胰岛素分泌，降低血糖	注意饮食控制，避免低血糖
阿仑膦酸钠	骨质疏松症	抑制骨吸收，增加骨密度	餐后服用，避免食物刺激胃肠道
布洛芬	关节炎、疼痛	非甾体抗炎药，缓解疼痛和炎症	注意胃肠道刺激，不宜长期服用
叶黄素	视力下降、眼疲劳	保护眼睛，改善视力	遵循医嘱，注意适量补充
阿莫西林	细菌感染	抗生素，治疗细菌感染	遵循医嘱，按疗程服用
奥美拉唑	胃溃疡、胃炎	质子泵抑制剂，减少胃酸分泌	空腹服用，注意与其他药物的相互作用
西替利嗪	过敏性鼻炎、荨麻疹	抗组胺药，缓解过敏反应	注意可能的嗜睡副作用，避免驾驶或操作机器
艾司唑仑	失眠	镇静安眠苯二氮䓬类药物，改善睡眠质量	遵循医嘱，避免长期使用或滥用
华法林	血栓性疾病	抑制凝血因子合成，预防血栓形成	定期检查凝血功能，避免与其他药物合用
环孢素	自身免疫性疾病	免疫抑制剂，减少免疫反应	遵循医嘱，注意感染风险
沙丁胺醇	哮喘	β_2 受体激动剂，缓解哮喘症状	遵循医嘱，注意药物使用的正确方法
非那雄胺	前列腺增生	5α-还原酶抑制剂，治疗前列腺增生	注意可能的性功能影响
阿昔洛韦	疱疹病毒感染	抗病毒药物，治疗病毒感染	遵循医嘱，注意用药时长和剂量

（五）营养学基础

1. 营养素的分类与功能

营养素分为宏量营养素、微量营养素和水。

宏量营养素包括碳水化合物、蛋白质和脂肪。

碳水化合物是主要的能量来源，经消化转化为葡萄糖，为身体提供持续稳定的能量。同时，它也是合成其他重要化合物如脂肪和蛋白质的前体。

蛋白质是身体组织的基本构成成分，构建和修复组织，参与酶的合成，对维持生命活动具有重要意义。此外，蛋白质也是能量来源之一，在碳水化合物和脂肪供应不足时，蛋白质会被转化为能量。

脂肪是体内能量的重要储存形式，同时也是细胞膜的重要组成部分，可以保护细胞提供能量，维持体温，参与细胞信号传递。适量的脂肪摄入有助于维持良好的身体功能和皮肤健康。

微量营养素包括矿物质和维生素。矿物质，如钙、铁、锌、硒等，参与多种生理过程；维生素，如维生素 A、C、E 等，参与体内代谢过程，均在人体内发挥着至关重要的作用。它们参与多种生理过程，如新陈代谢、免疫防御、骨骼形成等，对维持正常生理功能不可或缺。

水是生命活动中不可或缺的组成部分，参与体内所有化学反应，在人体内发挥着多种作用，如维持细胞内外渗透压平衡、参与物质运输和代谢过程、调节体温等。充足的水分摄入对维持身体健康至关重要。

各种营养素在人体内发挥着各自独特的作用，共同维持着身体的正常生理功能。了解营养素的分类与功能，有助于我们更好地制定饮食计划，满足身体对各种营养素的需求，保持身体健康。

2. 合理饮食原则

合理饮食是维持人体健康的重要基石。通过摄取均衡、适量、多样化的食物，可以满足身体对各种营养素的需求，提高抵抗力，预防疾病。

（1）均衡原则

均衡饮食是指每餐都要摄取适量的碳水化合物、蛋白质、脂肪、矿物质和维生素等营养素。通过合理搭配食物，确保各种营养素的平衡摄入，避免营养不良或过剩。

（2）适量原则

适量饮食是指根据个人的年龄、性别、体重、身体状况和活动量等因素，合理控制食物的摄入量。避免暴饮暴食或过度节食，保持适度的能量摄入，维持身体健康。

（3）多样化原则

多样化饮食是指选择多种不同种类的食物，确保身体获得各种必需的营养素。通过摄取多种食物，可以增加营养素的摄入量和种类，提高身体的抵抗力。

（4）个性化原则

个性化饮食是指根据个人的健康状况、需求和偏好等因素，制定适合自己的饮食计划。例如，对于特定疾病的患者，需要根据医生的建议调整饮食，以满足身体的特殊需求。

（5）规律性原则

规律性饮食是指按时进餐，避免过度饥饿或暴饮暴食。通过保持规律的饮食习惯，有助于维持身体的正常生理功能，预防消化系统疾病。

（6）健康烹饪原则

健康烹饪是指选择健康的烹饪方式和食材，减少油脂、盐分和糖分的摄入。例如，选择清蒸、煮、炖等低脂烹饪方式，避免油炸、煎等高脂烹饪方式。此外，选择新鲜、无污染的食材也是健康烹饪的重要方面。

遵循合理饮食原则对于维护人体健康具有重要意义。通过保持均衡、适量、多样化、个性化、规律性和健康烹饪等原则，可以确保身体获得充足的营养素，提高抵抗力，预防疾病。

（六）心理学基础

1. 医学伦理

医学伦理是医学领域中的重要组成部分，它关注医疗实践中涉及的道德、伦理问题，旨在确保医疗行为符合伦理原则，保障服务对象的权益和尊严。陪诊师作为医疗团队的一员，也需要了解并遵守医学伦理原则，为服务对象提供优质的陪诊服务。

陪诊师需要认识到疾病和死亡是不可避免的。在面对疾病和死亡时，陪诊师应保持尊重、同情和同理心，以服务对象为中心，关注服务对象的需求和感受。同时，陪诊师应尊重服务对象的自主权，鼓励服务对象参与医疗决策，并提供必要的支持和指导。

照护者与医疗伦理之间存在着密切的关系。陪诊师作为照护者之一，在医疗实践中应遵循医学伦理原则，确保服务对象的权益得到保障。例如，陪诊师应保护服务对象的隐私，不泄露服务对象的个人信息；应尊重服务对象的宗教信仰和文化背景，避免造成不必要的冲突和误解。

陪诊师还应关注医疗实践中可能出现的伦理问题，并及时向医疗团队反映。例如，当发现医疗行为可能损害服务对象权益时，陪诊师应积极质疑并寻求解决方案；当遇到服务对象家属与医疗团队之间的纠纷时，陪诊师应协助双方进行沟通，促进问题的解决。

2. 心理应激

心理应激是指个体在面对环境刺激或压力时，所经历的生理、心理和行为反应的过程。陪诊师在陪诊过程中，经常需要面对服务对象因疾病、治疗或其他因素产生的心理应激，因此了解和掌握心理应激的相关知识对于陪诊师来说至关重要。

心理应激的产生与多种因素有关，包括个人特征、社会支持、环境压力等。在陪诊过程中，服务对象可能因疾病的严重性、治疗的痛苦、对未来的担忧等因素而感到焦虑、恐惧或抑郁。这些负面情绪不仅会影响服务对象的身心健康，还可能影响治疗效果和康复进程。

陪诊师在面对服务对象的心理应激时，应采取积极有效的措施进行干预。首先，要耐心倾听服务对象的诉求和情绪，理解服务对象的心理状态。其次，可以通过提供信息、解释病情、解答疑问等方式，帮助服务对象建立正确的认知，减轻焦虑和恐惧。此外，陪诊师还可以引导服务对象采用积极的应对方式，如放松训练、情绪调节等，以缓解心理应激带来的负面影响。同时，陪诊师还应关注服务对象的社会支持系统。通过与服务对象家属、朋友或同事的沟通，了解服务对象的社会支持状况，并鼓励家属和朋友给予服务对象更多的关心和支持。一个强大的社会支持系统对于缓解服务对象的心理应激具有重要的促进作用。

3. 情感支持

情感支持是陪诊师在陪诊过程中不可或缺的重要一环。它涉及对服务对象情感需求的关注和满足，旨在帮助服务对象建立积极的情绪状态，促进身心健康和康复。

在陪诊过程中，服务对象可能会因为疾病、治疗过程、身体痛苦或生活变化等原因产生焦虑、恐惧、孤独或抑郁等负面情绪。这些情绪不仅会影响服务对象的心理健康，还可能对治疗效果和康复进程产生负面影响。因此，陪诊师需要给予服务对象足够的情感支持，帮助他们缓解负面情绪，建立积极的心态。

情感支持的方式多种多样，包括但不限于以下几点：

一是，陪诊师需要积极倾听服务对象的诉求和情绪表达。通过认真倾听，陪诊师可以了解服务对象的内心感受，把握服务对象的情感需求，为提供有针对性的支持打下基础。

二是，陪诊师应表达对服务对象的关心和支持。通过温暖的语言、鼓励的眼神或拥抱等肢体语言，陪诊师可以让服务对象感受到自己的支持和理解，从而缓解服务对象的孤独感和恐惧感。

三是，陪诊师还可以引导服务对象采用积极的应对策略，如放松训练、深呼吸、冥想等，以缓解焦虑和恐惧情绪。同时，陪诊师还可以鼓励服务对象参与社交活动，与家人、朋友或病友交流，分享彼此的经验和感受，从而增强服务对象的社会支持感。

在提供情感支持的过程中，陪诊师需要注意以下几点：

一是要尊重服务对象的个性和意愿。每个服务对象都有自己的独特性格和需求，陪诊师应根据服务对象的实际情况提供个性化的支持。

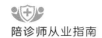

二是要保持耐心和同理心。面对服务对象的负面情绪和困扰，陪诊师需要保持冷静和耐心，以同理心去理解服务对象的感受，避免产生厌烦或冷漠的态度。

三是要注重与医疗团队的沟通协作。陪诊师应与医生、护士等医疗团队成员保持良好的沟通，共同关注服务对象的情感需求，为服务对象提供全方位的照护。

4. 非语言沟通

非语言沟通在陪诊师的工作中扮演着至关重要的角色。它涵盖了面部表情、肢体动作、触摸、声音以及空间距离等多种形式的交流方式，这些方式能够在很大程度上补充和增强语言沟通的效果。

面部表情是非语言沟通中最直观、最富有表现力的元素之一。陪诊师需要善于观察服务对象的面部表情变化，以捕捉他们内心的情绪波动。同时，陪诊师也要通过控制自己的面部表情来传递积极、关爱和专业的信息，以缓解服务对象的紧张情绪。

肢体动作是非语言沟通中不可或缺的一部分。陪诊师可以通过适当的肢体动作来表达自己的态度和情感，如给予一个温暖的拥抱、点头表示赞同、挥手表示鼓励等。此外，陪诊师还可以通过观察服务对象的肢体动作来了解他们的需求和困扰，以便提供更加精准的陪诊服务。

触摸也是一种重要的非语言沟通方式。在陪诊过程中，适当的触摸可以表达出陪诊师的关心和同情，有助于缓解服务对象的焦虑和不安，如握住服务对象的手、轻拍服务对象的肩膀等。然而，需要注意的是，触摸应当尊重服务对象的意愿和舒适度，避免造成不必要的困扰或误解。

声音是非语言沟通中的重要组成部分。陪诊师需要控制自己的语速、音量和音调，以确保信息能够清晰、准确地传达给服务对象。同时，陪诊师还需要注意自己的语气和语调，以展现出积极、亲切和专业的态度。

空间距离也是非语言沟通中需要考虑的因素之一。陪诊师需要根据服务对象的需求和情境来调整与服务对象的空间距离，既要保持适当的距离以尊重服务对象的隐私和舒适度，又要能够随时提供必要的支持和帮助。

非语言沟通在陪诊师的工作中发挥着举足轻重的作用。陪诊师需要掌握并灵活运用各种非语言沟通技巧，以更好地与服务对象建立联系、传递信息和表达情感，从而为服务对象提供更为全面、细致的陪诊服务。

二、人体健康基本指标的观察和测量

（一）体质指数的观察和测量

体质指数，又称身体质量指数（Body Mass Index，简称 BMI），是一种国际上常用的衡量人体胖瘦程度以及健康风险的指标。作为陪诊师，掌握 BMI 的观察和测量方法，对于协助医生进行健康评估、制定个性化的诊疗方案具有重要意义。

1. 正常 BMI 范围

BMI 的正常范围因不同的国家和地区而有所差异，但一般来说，成人的正常 BMI 范围通常在 18.5—24.9 之间。BMI 值低于 18.5 可能表示体重过轻，而高于 24.9 则可能意味着超重或肥胖。

2. 测量方法

陪诊师需要准备一把精确的体重秤和一把卷尺。确保体重秤放置在平坦且稳定的地面上，卷尺完好无损。

被测者需穿着轻便的衣物，脱去鞋子和厚重的外套，以便准确测量体重。同时，被测者应保持站立姿势，双脚并拢，双臂自然下垂。

陪诊师指导被测者站在体重秤上，待体重秤显示稳定后记录体重数值（单位：千克）。

陪诊师使用卷尺测量被测者的身高，从头顶至脚底的距离（单位：米）。测量时，卷尺应紧贴头皮并拉直，以确保准确性。

根据体重和身高数值，陪诊师可以使用 BMI 计算公式（体重 / 身高 ^{2}）得出被测者的 BMI 值。

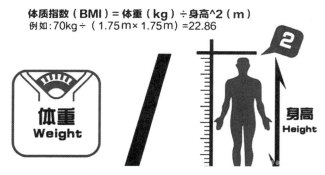

体质指数（BMI）= 体重（kg）÷身高^2（m）
例如：70kg÷（1.75m×1.75m）=22.86

图 3-15　体征指数测量示意图

3. 异常 BMI 的解读

体重过轻。BMI 值低于正常范围可能意味着被测者存在营养不良、消化吸收不良等问题。陪诊师应关注服务对象的饮食和营养状况，并向医生反映相关情况。

超重或肥胖。BMI 值高于正常范围可能增加服务对象患心血管疾病、糖尿病、高血压等慢性病的风险。陪诊师应提醒服务对象关注体重控制，协助医生制定个性化的减重计划。

（二）体温的观察和测量

1. 正常体温范围

体温是人体内部代谢活动产生的热量与外部环境散热之间达到平衡时的温度。正常情况下，人体体温相对稳定，但在某些疾病或环境因素的影响下，体温可能会发生变化。因此，了解和掌握正常体温范围以及体温的测量方法，对于及时发现和处理体温异常具有重要意义。正常体温范围因测量部位和个体差异而略有不同。以下是不同测量部位的正常体温范围：

口腔温度正常范围为 36.3—37.2 ℃。口腔温度测量相对准确，但需要注意测量前避免食用过热或过冷的食物，以及保持口腔清洁。

腋下温度正常范围为 36.0—37.0 ℃。腋下温度测量相对简便，但受到外界环境温度和测量时是否紧贴皮肤等因素的影响，因此其准确性稍逊于口腔和直肠温度。

直肠温度正常范围为 36.5—37.7 ℃。直肠温度测量最为准确，但操作相对复杂，通常用于婴幼儿或昏迷服务对象的体温测量。

需要注意的是，正常体温范围并非固定不变，而是存在一定的个体差异。此外，体温也会随着一天中的时间、季节、运动状态等因素而有所波动。因此，在观察和测量体温时，应结合服务对象的具体情况进行综合评估。

同时，对于体温异常的服务对象，应及时就医并遵循医生的建议进行治疗。对于高热服务对象，可采取物理降温措施如冷敷、擦拭等；对于低体温服务对象，则应注意保暖并补充热量。

2. 测量方法

体温是人体内部热量状态的反映，是生命活动的重要体征之一。正确测量体温，对于评估个体的健康状况、诊断疾病、监测病情变化等具有重要意义。以下介绍水银体温计的正确使用方法，包括口腔、腋下和直肠的测量技巧。

（1）口腔测量法

准备工作：被测者应在测量前 30 分钟内避免进食、饮水或进行剧烈运动。将体温计甩至 35 ℃以下，用酒精棉球消毒体温计金属端。

测量步骤：被测者将体温计金属端置于舌下，紧闭口唇，用鼻呼吸。测量时间一般为 3 分钟。

注意事项：对于婴幼儿、意识不清者或不配合者，不宜采用口腔测量法。测量过程中，被测者应避免用牙咬或说话，以免咬碎体温计或影响测量结果。

（2）腋下测量法

准备工作：确保腋下干燥无汗，以免影响测量结果。将体温计甩至 35 ℃以下，用酒精棉球消毒体温计金属端。

测量步骤：将体温计金属端置于被测者腋窝深处，紧贴皮肤，屈臂过胸夹紧体温计。测量时间一般为 5—10 分钟。

注意事项：测量过程中，被测者应避免活动或说话，以保持测量结果的准确性。测量结束后，读取体温计示数，并做好记录。

（3）直肠测量法

准备工作：被测者应在测量前排便，以保持直肠内清洁。将体温计甩至 35 ℃ 以下，用酒精棉球消毒体温计金属端，并涂上润滑剂。

测量步骤：被测者取侧卧位或俯卧位，露出臀部。测量者用食指轻轻按压被测者肛门边缘，使肛门括约肌放松。然后将体温计金属端轻轻插入肛门内 3—4 厘米，固定体温计并防止滑落。测量时间一般为 3 分钟。

注意事项：对于腹泻、肛门或直肠疾病者，不宜采用直肠测量法。测量过程中，被测者应保持安静，避免活动或排便。测量结束后，缓慢取出体温计，避免损伤直肠黏膜。读取体温计示数，并做好记录。

正确测量体温对于评估健康状况具有重要意义。在测量过程中，应选择合适的测量方法，并遵循正确的操作步骤和注意事项，以确保测量结果的准确性和可靠性。

3. 异常体温的解读

异常体温通常指超出正常体温范围的体温值，包括体温过高和体温过低两种情况。了解异常体温的含义及可能的原因对于及时采取相应的医疗措施至关重要。

当体温高于正常范围时，通常被认为是发热。发热是身体对感染、炎症等病理过程的一种反应，有助于增强免疫系统对病原体的抵抗能力。然而，持续高热或高热伴有其他症状时，可能提示严重的疾病或感染，需要及时就医。常见的原因包括细菌感染、病毒感染、中暑、药物反应等。

体温低于正常范围时，称为低体温或体温过低。低体温可能是由于环境温度过低、保暖不足、体温调节中枢受损等原因引起的。轻度低体温可能导致寒战、乏力等症状，而严重低体温则可能危及生命，需要紧急处理。常见的低体温原因包括暴露在寒冷环境中、穿着不足、老年人体质虚弱等。

（三）脉搏的观察和测量

1. 正常脉搏范围

脉搏，是心脏每收缩一次，冲击动脉血管壁形成的波动。健康成年人的脉搏范围为每分钟 60—100 次，平均每分钟约 72 次。老年人比正常人慢。

影响脉搏变化的因素众多，具体如下：

年龄。随着年龄的增长，脉搏数减慢。

性别。女性脉搏比男性稍快。

身材。身材瘦高者常比矮胖者的脉搏慢，因为体表面积大，心搏量减少。

活动。在运动和情绪激动时可使脉搏增快，而休息、睡眠则使脉搏减慢。

体温。体温升高时，脉搏加快。体温每升高 1 ℃，脉搏每分钟约增快 10—15 次。

呼吸。呼吸对脉搏的影响较小，但吸气时脉搏略快，呼气时略慢。

其他因素。身体疼痛、贫血、心力衰竭、甲状腺功能亢进或减退、休克等均可使脉搏增快或减慢。

2. 测量方法

脉搏的测量是医学检查和自我健康观察中的一项基本技能。以下是正确测量脉搏的方法：

（1）准备工作

环境准备：确保测量环境安静、温暖、舒适，避免在嘈杂或寒冷的环境中测量，以减少外部因素对结果的干扰。

被测者准备：被测者应在测量前保持安静状态，避免剧烈运动或情绪激动。同时，被测者应取坐位或卧位，手臂自然平放在桌面上，手心向上，以便于测量。

在观察脉搏时，除了注意次数之外，还要注意脉搏的强弱、紧张度，有无节律失常及血管壁弹性等。在测量脉搏时，一般选择较表浅的桡动脉进行测量，测量前被测者需保持安静状态 5—10 分钟。

（2）测量步骤

触诊位置：通常选择桡动脉作为触诊的动脉，它位于手腕掌侧面的桡侧，即大拇指侧。可以用一只手的食指、中指和无名指轻轻按压在桡动脉上，感受其搏动。

测量技巧：在触诊时，应确保手指与动脉搏动处保持适当的压力，既不过重也不过轻。过重可能导致动脉受压，影响搏动感知；过轻则可能无法准确感知脉搏。同时，应保持手指稳定，不要移动或滑动，以确保测量结果的准确性。

计数与记录：在测量过程中，应计数完整的脉搏次数，通常测量 60 秒的脉搏数。在记录时，应注明测量时间、被测者状态及测量结果。

（3）注意事项

异常脉搏的处理：在测量过程中，如遇到脉搏异常（如过快、过慢、不规则等），应重复测量并注意观察被测者的其他症状。如有必要，应及时就医。

双侧对比：为了更全面地了解被测者的脉搏情况，可以分别测量双侧桡动脉的脉搏，并进行对比。这有助于发现可能的血管病变或其他异常情况。

3. 异常脉搏的识别

在基础医疗知识中，掌握脉搏的正常范围与测量方法固然重要，但同样不可忽视的是对异常脉搏的识别。异常脉搏往往能反映身体的某些病理状态，因此，及时准确地识别异常脉搏对于疾病的早期发现与干预至关重要。

（1）异常脉搏的类型

异常脉搏主要包括脉搏过快、脉搏过慢以及脉搏不规则等类型。每种类型都可能对应着不同的疾病或病理状态。

脉搏过快，也称为心动过速，通常指成人脉搏超过 100 次 / 分钟。脉搏过快可能是由多种原因导致的，如情绪激动、剧烈运动、发热、贫血、甲状腺功能亢进等。此外，心脏疾病如心房颤动、室性心动过速等也可导致脉搏过快。

脉搏过慢，也称为心动过缓，通常指成人脉搏低于 60 次 / 分钟。脉搏过慢可能是由于身体强壮、运动员体质等生理因素导致的，也可能是由于某些药物、心脏疾病（如病态窦房结综合征、房室传导阻滞等）或内分泌疾病（如甲状腺功能减退）等病理因素引起的。

脉搏不规则，是指脉搏的节律不均匀，时快时慢或有间歇。这种异常脉搏可能由心脏早搏、心房颤动、房室传导阻滞等多种心脏疾病引起。脉搏不规则还可能伴随着心悸、胸闷、头晕等症状，严重影响服务对象的生活质量。

（2）异常脉搏的识别和处理

要准确识别异常脉搏，需要掌握正确的测量方法，并注意观察脉搏的节律、强弱和速度。在测量脉搏时，应确保环境安静、被测者放松，并将食指和中指轻轻按压在被测者的桡动脉或颈动脉上。同时，要注意观察被测者的面色、呼吸等生命体征，以便综合判断被测者的病情。

一旦发现异常脉搏，应及时就医，寻求专业医生的帮助。医生会根据被测者的病史、症状和体征进行综合评估，制定合适的治疗方案。对于生理性因素引起的异常脉搏，可通过调整生活方式、改善饮食习惯等方法进行干预；对于病理性因素引起的异常脉搏，则需根据具体病因进行针对性治疗。

（四）呼吸的观察和测量

1. 正常呼吸范围

呼吸次数，即每分钟呼吸的次数，是评估呼吸功能的基本指标。不同年龄段的个体，其正常呼吸范围存在一定的差异。

在安静状态下，成人的正常呼吸频率为每分钟 12—20 次。呼吸过快或过慢都可能反映出某些健康问题。例如，呼吸频率超过 20 次 / 分钟可能意味着发热、疼痛、焦虑或呼吸系统疾病等；而呼吸频率低于 12 次 / 分钟则可能提示中枢神经系统抑制、药物过量或严重的呼吸系统疾病。

2. 观察方法

呼吸是生命活动中不可或缺的一部分，是维持机体新陈代谢和气体交换的重要过程。因此，对呼吸的观察和测量是评估服务对象状况的重要手段。下面将详细介绍通过观察胸廓起伏来评估呼吸次数的方法。

（1）准备阶段

在观察呼吸之前，首先需要确保服务对象处于安静、舒适的状态，以减少外部因素的干扰。同时，陪诊师应站在服务对象的床边，保持适当的距离，以便清晰地观察服务对象的胸廓起伏情况。此外，还需要准备好记录工具，如纸笔或电子设备等，以便及时记录观察到的呼吸次数。

（2）观察步骤

首先，观察胸廓起伏。观察者的视线应与服务对象胸廓保持水平，注意观察胸廓的起伏变化。正常呼吸时，胸廓会随着呼吸动作而上下起伏，吸气时胸廓上升，呼气时胸廓下降。

其次，计数呼吸次数。在观察胸廓起伏的同时，需要计数服务对象的呼吸次数。一般建议在服务对象平静呼吸状态下，连续观察至少 30 秒，然后乘以 2，得出每分钟的呼吸次数。如果服务对象呼吸不平稳或存在其他异常情况，可适当延长观察时间。

最后，注意呼吸节律和深度。除了计数呼吸次数外，还需要注意呼吸的节律和深度。正常呼吸应为均匀、有节律的，而深呼吸或浅呼吸则可能表示服务对象存在某种病理状态。

（3）注意事项

在观察呼吸时，需要注意以下几点：

避免干扰。在观察过程中，应尽量避免对服务对象的呼吸造成干扰，如与服务对象交谈、触碰服务对象等。

观察全面性。除了观察胸廓起伏外，还应关注服务对象的面色、神态等其他生命体征的变化，以综合评估服务对象的状况。

及时记录。观察到的呼吸次数、节律和深度等信息应及时记录，以便后续分析和处理。

3. 异常呼吸的识别

异常呼吸是指呼吸频率、节律、深度或形态与正常情况明显不同的呼吸模式。了解并识别异常呼吸对于及时判断病情、采取相应治疗措施具有重要意义。

（1）呼吸急促

呼吸急促是指呼吸频率明显加快，超过正常范围的呼吸速度。这可能是由于发热、疼痛、焦虑、心肺疾病等多种原因引起的。在观察到呼吸急促时，应进一步检查服务对象的体温、脉搏等其他生命体征，以综合判断病情。

（2）呼吸缓慢

呼吸缓慢是指呼吸频率明显减慢，低于正常范围的呼吸速度。这可能是由于药物作用、中枢神经系统抑制、严重呼吸系统疾病等原因引起的。在观察到呼吸缓慢时，应密切关注服务对象的意识状态、呼吸深度等其他生命体征，以及时发现可能存在的危险情况。

（3）呼吸深浅不一

呼吸深浅不一是指呼吸过程中，吸气与呼气的时间、力度或深度存在显著差异。这可能是由于气道阻塞、心肺功能不全、呼吸肌疲劳等原因引起的。在观察到呼吸深浅不一时，应进一步检查服务对象的呼吸音、咳嗽等症状，以明确可能的原因。

（五）血压的观察和测量

1. 正常血压范围

血压是指血液在血管内流动时对血管壁产生的压力。正常血压范围因年龄和性别而有所差异。一般来说，成年人的正常血压范围为收缩压（高压）在 90—139 mmHg 之间，舒张压（低压）在 60—89 mmHg 之间。然而，这一范围并不是绝对的，血压的正常值还会受到其他因素的影响，如体重、生活方式、遗传因素等。

对于不同年龄段的人群，血压的正常范围也会有所不同。例如，老年人的血压可能会稍高于年轻人，而儿童和青少年的血压则通常较低。此外，男性和女性的血压也可能存在一定的差异。因此，在评估血压是否正常时，需要综合考虑服务对象的年龄、性别以及其他相关因素。

2. 测量方法

（1）准备阶段

在测量血压前，需要准备好水银血压计、听诊器、记录工具等。同时，应确保服务对象处于安静、舒适的状态，以便获得准确的测量结果。对于初次测量或疑似高血压的服务对象，建议测量双臂血压，以了解两侧血压的差异。

（2）袖带的选择与放置

选择合适的袖带尺寸对于确保测量准确性至关重要。袖带应能够完全包裹住服务对象上臂的三分之二，过紧或过松都可能影响测量结果。袖带应放置在服务对象上臂的肱二头肌内侧，距离肘窝上方2—3厘米处。

（3）听诊器的使用

将听诊器的探头放置在服务对象肘窝内侧的肱动脉上，轻轻按压以确保探头与皮肤紧密接触。在充气过程中，应仔细监听动脉搏动声，以判断血压的数值。

（4）充气与放气

打开血压计开关，缓慢充气至袖带内压力略高于服务对象估计的收缩压水平。然后，缓慢放气，同时监听动脉搏动声。在听到第一声搏动声时，记录为收缩压；在搏动声消失时，记录为舒张压。

（5）记录与解读

将测量得到的收缩压和舒张压记录在病历或记录表中。根据服务对象的年龄、性别、病史等因素，对血压值进行解读和评估。对于血压异常的服务对象，应及时通知医生并采取相应的处理措施。

3. 异常血压的解读

异常血压包括高血压和低血压两种情况，它们可能由多种原因引起，并对服务对象的健康产生不良影响。

高血压是指血压持续高于正常范围的情况。常见的高血压原因包括遗传因素、不良生活习惯（如高盐饮食、缺乏运动）、慢性疾病（如糖尿病、肾脏疾病）等。高血压可能导致心脑血管疾病、肾脏损害等严重后果，甚至威胁生命。因此，一旦发现高血压，应及时就医，接受专业治疗和管理。

低血压是指血压持续低于正常范围的情况。低血压可能由多种原因引起，如营养不良、药物副作用、心脏疾病等。低血压服务对象可能出现头晕、乏力、心悸等症状，严重时可能导致晕厥或休克。对于低血压服务对象，应查找原因并采取相应的治疗措施，以改善血压状况。

（六）血氧的观察和测量

血氧饱和度（SpO_2）是评估人体血液中氧气含量的重要指标，对于了解服务对象的呼吸功能、循环系统状态以及整体健康状况具有重要意义。

1. 正常血氧范围

正常成年人的血氧饱和度通常维持在 95%—100% 之间。这一范围反映了血液中氧气含量的充足程度，是评估人体呼吸和循环功能的重要。

2. 测量方法

设备准备：血氧仪是测量血氧饱和度的常用设备，包括指夹式血氧仪和耳垂式血氧仪等，属于便携且非侵入性的设备。血氧仪通过探头发射特定波长的光线，测量血液中血红蛋白对光线的吸收程度，从而推算出血氧饱和度。陪诊师在测量前应确保血氧仪处于正常工作状态，并按照说明书进行校准。

被测者准备：需保持安静，放松心情，将测量部位（如手指或耳垂）清洁干净，以便准确测量。

测量操作：将血氧仪的探头轻轻夹在服务对象的手指或耳垂上，确保探头与皮肤紧密贴合。测量过程中，陪诊师应保持安静，避免与服务对象交谈或移动探头，以免影响测量结果的准确性。待血氧仪显示稳定的读数后，陪诊师应记录血氧饱和度数值，并注意观察服务对象的反应和感受。

3. 异常血氧的解读

低血氧饱和度：当血氧饱和度低于正常范围时，可能表明服务对象存在呼吸系统或循环系统问题。常见的原因包括肺部疾病、气道阻塞、心力衰竭等。陪诊师应及时向医生报告，并协助医生进行进一步的诊断和治疗。

高血氧饱和度：虽然高血氧饱和度通常不是严重的健康问题，但也可能与某些异常情况相关，如过度通气或氧气治疗过度等。陪诊师应关注服务对象的整体状况，并向医生反映相关情况。

（七）意识状态的评估

1. 意识分级

意识分级是根据服务对象对外界刺激的反应程度和意识清晰度来划分的。目前，临床上常用的意识分级系统包括格拉斯哥昏迷评分（Glasgow Coma Scale，GCS）等。

GCS评分是一种简单、快速且有效的评估方法，广泛应用于急诊科、重症监护室等临床场所。它通过对服务对象的睁眼反应、言语反应和运动反应三个方面进行评分，来量化评估服务对象的意识状态。

表3-2　格拉斯哥昏迷评分表

睁眼反应（A）	得分	言语反应（B）	得分	运动反应（C）	得分
正常睁眼	4	回答正确	5	按吩咐动作	6
呼唤睁眼	3	回答错误	4	对疼痛刺激能定位	5
刺痛睁眼	2	言语错乱	3	对刺痛有躲避反应	4
无睁眼	1	含糊不清	2	刺痛时肢体屈曲（去皮层状态）	3
		无反应	1	刺痛时肢体过伸（去脑状态）	2
				无反应	1
总分	A+B+C=				

注：轻型：总分为13—15分，伤后意识障碍20分钟以内。
　　中型：总分为9—12分，伤后意识障碍20分钟—6小时。
　　重型：总分为3—8分，伤后昏迷或再次昏迷6小时以上。

将眼睛、语言和运动三个方面的得分相加，即可得到服务对象的 GCS 总分。总分范围为 3—15 分，分数越低，表示意识障碍越重。一般而言，GCS 评分在 13—15 分为轻度意识障碍，9—12 分为中度意识障碍，8 分以下为重度意识障碍。需要注意的是，GCS 评分仅作为意识状态的初步评估工具，对于具体的诊断和治疗还需结合其他临床信息和检查结果。

2. 评估方法

意识状态的评估方法主要包括观察服务对象的言语反应、运动反应和睁眼反应。这些方法简单易行，能够迅速有效地评估服务对象的意识状态，对于及时发现和处理意识障碍具有重要意义。

（1）言语反应评估

通过询问服务对象姓名、年龄、当前位置等基本信息，观察服务对象的回答情况。正常情况下，服务对象能够清晰、准确地回答问题；若服务对象回答模糊、混乱或无法回答，则可能存在意识障碍。

（2）运动反应评估

要求服务对象按照指令进行简单的动作，如举手、抬腿等。若服务对象能够按照指令完成动作，说明其运动反应正常；若服务对象无法完成动作或动作不协调，则可能存在意识障碍。

（3）睁眼反应评估

观察服务对象的眼睛是否睁开，眼球运动是否灵活。正常情况下，服务对象的眼睛能够自然睁开，眼球运动灵活；若服务对象眼睛无法睁开或眼球运动受限，则可能存在意识障碍。

在进行意识状态评估时，医护人员需要综合运用以上方法，并结合服务对象的临床表现和病史，进行综合分析判断。同时，评估过程中要保持耐心和细心，确保评估结果的准确性和可靠性。对于存在意识障碍的服务对象，应及时采取相应的治疗措施，以保障服务对象的生命安全。

3. 异常意识状态的识别

异常意识状态是指服务对象的意识水平出现明显的异常变化，如意识模糊、昏迷等。这些异常状态可能由多种原因引起，如脑部疾病、代谢异常、中毒等。因此，陪诊师需要了解这些异常意识状态的表现及其可能的原因，以便及时采取相应的措施。

意识模糊是指服务对象意识清晰度降低，思维混乱，无法理解或回答简单问题。这种状态可能由药物过量、感染、电解质失衡等引起。在识别意识模糊时，医护人员需要详细询问服务对象的病史和用药情况，并进行必要的实验室检查，以明确病因并采取相应的治疗措施。

昏迷是一种更为严重的异常意识状态，服务对象完全失去意识，无法被唤醒，对外界刺激无反应。昏迷可能由严重的脑部疾病、创伤、中毒等引起，病情危急，需要立即进行抢救和治疗。在识别昏迷时，医护人员需要迅速评估服务对象的生命体征，并采取必要的急救措施，如保持呼吸道通畅、给予氧气等，同时积极寻找病因并进行治疗。

（八）卧床老年人的观察和测量

卧床老年人由于其特殊的身体状态，需要陪诊师进行更为细致和专业的观察和测量。

1. 皮肤和压疮的观察

卧床老年人的皮肤状况是观察和测量的重要内容之一，特别是压疮的发生和预防。

陪诊师需要观察老年人的皮肤，特别是受压部位，如臀部、背部等。注意检查是否有红肿、破溃或疼痛等压疮的征兆。同时，陪诊师还需要保持老年人的皮肤清洁干燥，定期更换床单和衣物，以预防压疮的发生。

2. 排便和排尿情况

卧床老年人的排便和排尿情况也是观察和测量的重要内容。

陪诊师在服务期间需要记录老年人的排便和排尿次数，以及是否有便秘、腹泻或排尿困难等症状。对于使用尿管或便袋的老年人，陪诊师还需要检查管路是否通畅，是否有感染或堵塞等情况。

3. 相关生命体征的测量

体温：使用电子体温计或传统水银体温计，确保体温计在使用前已消毒并处于正常工作状态。将体温计轻轻放入老年人的腋下或口腔中，等待适当的时间后读取体温值。对于无法配合或口腔有问题的老年人，可以考虑使用肛温或耳温测量。

脉搏：陪诊师应使用食指和中指轻轻按压老年人的手腕内侧的桡动脉处，感受脉搏的跳动。同时，可以使用计时器记录一定时间内的脉搏次数，并观察是否有心律不齐或其他异常症状。

呼吸：陪诊师可以通过观察老年人的胸部起伏来计数呼吸次数，或者使用呼吸监测设备来更准确地测量呼吸频率和呼吸深度。同时，陪诊师还需要注意观察老年人的呼吸是否顺畅，是否有呼吸急促、呼吸困难以及呼吸气味、呼吸声音异常等症状。

血压：使用电子血压计或传统水银血压计，确保血压计在使用前已校准并处于正常工作状态。将血压计的袖带固定在老年人的上臂上，确保袖带位置正确且松紧适度。按照血压计的操作说明进行测量，并准确记录血压值。

血氧：使用血氧饱和度监测仪，将监测仪的探头轻轻夹在老年人的手指或耳垂上。确保探头与皮肤紧密接触，等待数秒后读取血氧饱和度值。陪诊师需要定期观察血氧饱和度的变化，并注意是否有异常降低的情况。

（九）留置尿管老年人的观察和测量

留置尿管是医疗中常见的措施，用于解决老年或其他原因导致的排尿困难问题。陪诊师在服务留置尿管老年人时，需要特别注意观察和测量与尿管相关的生命体征，以确保老年人的安全和舒适。

1. 尿液的观察

尿液颜色：正常尿液应为淡黄色或透明色。陪诊师应定期观察尿液颜色，如有异常（如红色、深黄色、浑浊等），应及时通知医生。

尿液量：记录老年人每次排尿的尿量，以评估肾功能和水分摄入情况。如有尿量突然减少或增多，应警惕脱水或肾功能受损的可能。

尿液气味：正常尿液气味轻微。若尿液有异味（如氨味、甜味等），可能提示感染或代谢异常，应及时告知医生。

2. 尿管状态的观察

尿管通畅性：观察尿管是否通畅，有无堵塞或扭曲现象。陪诊师应定期挤压尿管，确保尿液顺利排出。

尿管固定情况：检查尿管是否固定牢靠，避免尿管脱落或移位。如有异常，应及时调整并固定。

尿管周围皮肤情况：观察尿管周围皮肤是否红肿、疼痛或感染。如有异常，应及时处理并加强消毒措施。

3. 相关生命体征的测量

体温：留置尿管老年人易发生尿路感染，导致发热。陪诊师应定时测量老年人体温，如有异常应及时通知医生。

脉搏：观察老年人的脉搏情况，以评估心脏功能和全身状况。如有异常（如心动过速、心动过缓等），陪诊师应及时告知医生。

血压：测量老年人的血压，以评估泌尿系统问题对血压的影响。如有血压异常波动，应警惕肾功能受损或其他并发症。

4. 注意事项

保持尿管清洁。定期更换尿袋，保持尿管及周围皮肤的清洁干燥，以减少感染风险。

鼓励老年人自主排尿。在留置尿管期间，鼓励老年人自主排尿，以锻炼膀胱功能，促进早日拔除尿管。

心理关怀。留置尿管可能对老年人的心理造成一定影响，陪诊师应给予关爱和安慰，帮助老年人缓解焦虑情绪。

三、常见慢性病与多发病的基础知识

（一）概述

慢性非传染性疾病，简称"慢性病"或"慢病"，是指一类病程漫长、无传染性、不能自愈且目前几乎不能被彻底治愈的疾病。这些疾病往往起病隐匿，潜伏期较长，没有明确的起病时间，且随着疾病的发展，表现为功能进行性受损或失能。由于其病因复杂，与不良行为和生活方式密切相关，因此预防和控制慢病的发生和发展显得尤为重要。

慢性病的特点之一是常见性和多发性，其发病率、致残率、死亡率较高，治疗费用也相对较高。一般而言，这些疾病在老年人群中更为常见，且起病缓慢，病程迁延持久，属于终身性疾病。一旦确诊，往往需要终身服药治疗，对人类健康危害极大。

常见的慢性病包括但不限于高血压、糖尿病、心脏病、痛风等。这些疾病不仅本身会对服务对象的健康造成严重影响，而且常常伴随各种并发症，如心脑血管疾病、肾脏病变、骨质疏松等，进一步加剧了疾病的危害。

对于老年人群而言，慢病的影响尤为显著。随着年龄的增长，人体机体免疫功能会下降，器官功能也可能处于临界状态，这使得老年人更容易受到慢病的困扰。同时，由于老年人常常同时存在多种慢性疾病，即"多病共存"现象，这使得慢病的管理和控制变得更加复杂和困难。

（二）常见慢性病基础知识

1. 高血压

高血压是一种以体循环动脉压升高为主要临床表现的心血管综合征，也是最常见的慢性病之一。高血压的发病率随着年龄的增长而上升，在老年人群中尤为普遍。

高血压的病因复杂多样，包括遗传因素、环境因素和生活方式等。遗传因素是指个体基因对高血压发病的影响；环境因素则包括饮食、职业、生活习惯等；而不良的生活方式，如缺乏运动、饮食高盐高脂等，也是导致高血压的重要因素。

高血压的症状因个体差异而异，常见症状包括头痛、头晕、耳鸣、心悸等。然而，许多高血压服务对象可能没有明显的症状，这也是高血压被称为"无声杀手"的原因之一。因此，定期测量血压是及早发现和诊断高血压的关键。

高血压的防治主要包括合理饮食、适量运动、药物治疗等。饮食方面，应减少钠盐摄入，增加钾、钙、镁等微量元素的摄入，多食用富含纤维素的蔬菜和水果；运动方面，应根据个体情况选择适合自己的运动方式，如散步、慢跑、游泳等，以提高心血管功能；药物治疗方面，应根据医生的建议，选用合适的降压药物，并按时服药，以达到控制血压的目的。

需要注意的是，高血压的治疗并非一蹴而就，而是一个长期的过程。服务对象应保持良好的生活习惯，定期监测血压，及时调整治疗方案，以维持血压在正常范围内，减少并发症的发生。同时，对于已经出现靶器官损害的服务对象，还需要针对具体情况进行个体化治疗，以最大限度地保护靶器官功能。

2. 糖尿病

糖尿病是由胰岛素分泌缺陷或作用受损引起的代谢性疾病，以高血糖为特征。随着病程的延长，糖尿病可能导致眼、肾、心脏、血管、神经等组织器官的慢性损害、功能障碍甚至衰竭。

糖尿病的类型主要包括1型糖尿病和2型糖尿病。1型糖尿病多见于青少年，起病较急，症状明显，必须使用胰岛素治疗；2型糖尿病多见于中老年人，起病相对缓慢，症状可能较为隐匿，多数服务对象可通过口服降糖药物和改变生活方式来控制血糖。

糖尿病的典型症状包括多饮、多尿、多食和体重下降，即"三多一少"。此外，服务对象还可能出现乏力、视力模糊、皮肤瘙痒等症状。然而，需要注意的是，部分糖尿病患者可能无明显症状，仅在体检或检查其他疾病时发现血糖升高。

糖尿病五驾马车指饮食控制、运动管理、药物治疗、教育和自我监测管理。

一是，饮食控制。这是糖尿病治疗的基础。糖尿病饮食治疗原则为合理控制总热量，保证充足的碳水化合物、膳食纤维以及适量优质蛋白质的摄入，控制脂肪、胆固醇摄入量，保持清淡饮食。

二是，运动管理。不仅可以促进血液循环，改善心肺功能，还可以减轻体重，降低血糖和血脂，改善患者健康状况，提高生活质量。应进行规律适量运动，循序渐进长期坚持。可以选择有氧运动方式如快走、慢跑、骑自行车、爬楼梯、游泳、爬山、跳舞、跳保健操等方式。

三是，药物治疗。在医生指导下，选择适合自己的降糖方案，一旦口服药物无法把血糖控制达标，千万不要拒绝胰岛素或 GIP-1 激动剂等注射类药物。

四是，教育。对糖尿病患者的健康教育，让患者正确认识疾病，正确认识低血糖表现，并掌握处理措施。

五是，自我监测管理。血糖监测包括血压、血脂、体重等监测。实施自我监测管理可以更好掌握糖尿病患者的血糖变化，对生活规律、活动、运动、饮食以及合理用药都具有重要的指导意义。

对于血糖控制较稳定的患者，可以每周选 1—2 天进行监测，每天监测 2—4 次。对于近期血糖控制不佳、波动大或病情较重的患者，最好保证每周 4—7 天的全天血糖监测，每天监测 4—7 次血糖，直至血糖稳定。对于使用胰岛素治疗的患者，应当提高监测频率，每天监测 5—8 次，并提供完整的血糖谱给医生，以便医生调整治疗方案。

当糖尿病患者出现不适症状时，建议及时就医进行治疗。

除了以上基础治疗外，糖尿病服务对象还需关注并发症的预防和治疗。定期进行眼底检查、肾功能检查等，以便及时发现并处理糖尿病相关的并发症。

3. 慢性阻塞性肺疾病

慢性阻塞性肺疾病（COPD）是一种以持续气流受限为特征的疾病。COPD 主要累及肺脏，但也可引起全身（或称肺外）的不良效应。COPD 的致残率和病死率很高，全球 40 岁以上人群发病率已高达 9%—10%。

COPD 的病因多种多样，其中吸烟是最重要的环境致病因素。此外，空气污染、职业暴露等也是导致 COPD 发生的重要因素。这些因素长期作用于人体，导致气道和肺泡异常，进而引发 COPD。

COPD 的症状主要包括慢性咳嗽、咳痰、气短或呼吸困难等。这些症状会随着病情的加重而逐渐加重，严重影响服务对象的生活质量。此外，COPD 服务对象还可能出现体重下降、食欲减退等全身症状。

COPD 的防治主要包括戒烟、避免暴露于有害气体或颗粒以及药物治疗等。戒烟是预防和治疗 COPD 的关键措施之一，可以有效延缓病情的进展。同时，服务对象应避免接触有害气体或颗粒，如避免在空气污染严重的环境中工作或生活。在药物治疗方面，服务对象应在医生指导下使用支气管扩张剂、糖皮质激素等药物，以缓解症状、控制病情。

除了以上措施外，COPD 服务对象还需要进行肺康复治疗和营养支持治疗等。肺康复治疗可以帮助服务对象改善呼吸功能、提高生活质量；营养支持治疗则可以提供必要的营养支持，帮助服务对象维持良好的身体状态。

4. 高血脂

高血脂，也称为血脂异常或高脂血症，是指血液中脂质成分如胆固醇、甘油三酯等含量超过正常范围。高血脂是心血管疾病的重要危险因素之一，长期高血脂可能导致动脉粥样硬化、冠心病、脑卒中等严重后果。因此，了解高血脂的基础知识对于陪诊师协助服务对象管理血脂水平具有重要意义。

高血脂主要包括高胆固醇血症和高甘油三酯血症。胆固醇和甘油三酯是血液中两种主要的脂质成分，它们的水平升高都可能对健康造成不良影响。高血脂的成因多种多样，主要包括遗传因素、不良饮食习惯、缺乏运动、长期精神压力等。遗传因素在高血脂的发病中占据重要地位，而不良的生活方式也是导致血脂异常的重要原因。

高血脂本身可能没有明显的症状，但长期高血脂会对血管造成损害，导致动脉粥样硬化等病变。动脉粥样硬化是冠心病、脑卒中等心血管疾病的主要病理基础，严重危害服务对象的健康和生命。

高血脂的诊断主要依赖血液生化检查，包括总胆固醇、甘油三酯、高密度脂蛋白胆固醇（HDL-C）和低密度脂蛋白胆固醇（LDL-C）等指标的测定。陪诊师应协助服务对象定期进行血脂检查，以便及时发现并干预血脂异常。

高血脂的治疗主要包括生活方式干预和药物治疗两个方面。生活方式干预包括调整饮食结构、增加运动、戒烟限酒等，是控制血脂的基础措施。对于无法通过生活方式干预达到理想血脂水平的服务对象，医生可能会开具降脂药物进行治疗。陪诊师应协助服务对象理解并遵循医嘱，确保治疗方案的有效执行。

高血脂的预防同样重要。陪诊师应加强对服务对象的健康教育，帮助他们了解高血脂的危害和预防措施，鼓励服务对象保持健康的生活方式，降低血脂异常的风险。

5. 骨质疏松

骨质疏松是一种全身性的骨骼疾病，主要表现为骨量减少、骨组织微结构破坏，导致骨骼脆性增加和骨折风险提高。这种疾病在老年人群中尤为常见，严重影响服务对象的生活质量。作为陪诊师，了解骨质疏松的基础知识对于协助服务对象管理疾病、预防并发症具有重要意义。

骨质疏松的成因复杂多样，包括遗传、年龄、性别、生活方式等多种因素。其中，年龄增长和女性绝经后雌激素水平下降是导致骨质疏松的主要原因。此外，不良的生活习惯，如缺乏运动、饮食不均衡等，也会增加骨质疏松的风险。

骨质疏松的症状通常较为隐匿，服务对象可能仅表现为轻微的疼痛或不适。然而，随着病情的进展，骨质疏松可能导致严重的后果，如骨折、脊柱变形等。骨折是骨质疏松最常见的并发症，尤其是髋部骨折，可能导致服务对象长期卧床、生活不能自理，甚至危及生命。

骨质疏松的诊断主要依赖骨密度检测。通过测量骨骼的密度，医生可以评估服务对象的骨量状况，从而判断是否患有骨质疏松。此外，医生还可能结合服务对象的病史、症状和体征进行综合分析，以确诊骨质疏松。陪诊师应协助服务对象定期进行骨密度检测，以便及时发现并干预骨质疏松。

骨质疏松的治疗主要包括药物治疗和非药物治疗两个方面。药物治疗主要是通过补充钙剂、维生素 D 和降钙素等药物，增加骨量、改善骨质量。非药物治疗则包括调整生活方式、增加运动、改善饮食等，以减缓骨质疏松的进展。陪诊师应协助服务对象理解并遵循医嘱，确保治疗方案的有效执行。

预防骨质疏松的关键在于保持健康的生活方式。陪诊师应向服务对象普及骨质疏松的相关知识，强调合理饮食、适量运动、戒烟限酒等预防措施的重要性。同时，陪诊师还应提醒服务对象关注身体变化，定期进行骨密度检测，以便及早发现并干预骨质疏松。

（三）常见多发病基础知识

1. 上呼吸道感染

上呼吸道感染是指发生在鼻腔、咽或喉部的急性炎症的总称，包括鼻炎、咽炎、喉炎、扁桃体炎等。这是一种常见的多发病，通常由病毒或细菌感染引起，全年皆可发病，但冬春季节高发。

上呼吸道感染的主要病因包括病毒感染和细菌感染。其中，病毒感染是最常见的病因，如流感病毒、副流感病毒、呼吸道合胞病毒等。细菌感染相对较少见，但一旦感染，往往需要使用抗生素进行治疗。上呼吸道感染的症状多样，主要包括发热、咳嗽、鼻塞、流涕等。这些症状可能因个体差异而有所不同，但通常都会给服务对象带来不适。

对于上呼吸道感染的防治，首先应注重增强个人免疫力，如保持良好的作息习惯、饮食均衡、加强锻炼等。其次，一旦出现症状，应及时就医，接受对症治疗。对于由细菌感染引起的上呼吸道感染，医生可能会开具抗生素进行治疗。但需要注意的是，抗生素并不能治疗由病毒引起的感染，因此在使用抗生素时应遵循医生的建议。

此外，预防上呼吸道感染同样重要。人们应保持良好的个人卫生习惯，如勤洗手、戴口罩等，避免与感染者密切接触，保持室内空气流通，加强锻炼以提高身体素质等。

2. 急性肠胃炎

急性肠胃炎是一种常见的多发病，主要由多种原因引起的胃肠道黏膜急性炎症。其发病突然，病程短，服务对象常常因恶心、呕吐、腹痛、腹泻等症状而就医。

急性肠胃炎的病因多种多样，其中饮食不当、病毒感染和细菌感染是主要原因。例如，摄入被污染的食物或水源，或接触感染者的呕吐物、粪便等，都可能导致急性肠胃炎的发生。此外，长期服用某些药物、身体免疫力低下等也可能是急性肠胃炎的诱因。

急性肠胃炎的主要症状包括恶心、呕吐、腹痛、腹泻等。这些症状可能因个体差异而有所不同，但通常都会给服务对象带来极大的不适。在严重的情况下，服务对象还可能出现脱水、电解质紊乱等严重并发症。对于急性肠胃炎的防治，首先要注重调整饮食，避免食用油腻、辛辣、生冷等刺激性食物，保持饮食清淡易消化。同时，及时补充水分和电解质，以预防脱水和电解质紊乱。针对由细菌感染引起的急性肠胃炎，医生可能会开具抗生素进行治疗。但需要注意的是，抗生素并不能治疗由病毒引起的感染，因此在使用抗生素时应遵循医生的建议。

预防急性肠胃炎同样重要。在日常生活中，人们应注意饮食卫生，避免摄入被污染的食物和水；加强个人卫生习惯，勤洗手、戴口罩等；保持室内空气流通；加强锻炼以提高身体素质等。

3. 泌尿系统感染

泌尿系统感染是一种常见的多发病，主要由病原体侵犯尿路黏膜或组织引起的尿路炎症。这种感染可影响尿道、膀胱、输尿管和肾脏等部位，给服务对象带来一系列不适症状。

泌尿系统感染的病因主要为细菌感染，常见的致病菌包括大肠埃希菌、变形杆菌、克雷白杆菌等。这些细菌可通过上行感染、血行感染、直接感染或淋巴道感染等途径侵入尿路，引发感染。

泌尿系统感染的症状因感染部位和个体差异而有所不同。一般来说，常见的症状包括尿频、尿急、尿痛等尿路刺激症状，以及尿液浑浊、腰部疼痛、发热等全身症状。在严重的情况下，还可能引发肾盂肾炎、肾周脓肿等并发症。

对于泌尿系统感染的防治，首先要注重个人卫生，保持外阴部清洁干燥，避免不洁性行为。同时，多喝水、勤排尿有助于冲洗尿路，减少细菌在尿路中的停留时间。对于已经发生感染的服务对象，应根据医生的建议接受抗生素治疗，以消除致病菌并缓解症状。

需要注意的是，泌尿系统感染虽然是一种多发病，但如果不及时治疗或治疗不当，可能导致病情恶化并引发严重的并发症。因此，一旦出现相关症状，应及时就医并接受专业治疗。

此外，预防泌尿系统感染同样重要。除了个人卫生和饮食习惯外，还应避免过度劳累、保持充足的睡眠、加强锻炼等，以提高身体素质和免疫力。

四、药物相关基础知识

（一）药物分类与剂型

1. 药物分类

药物分类是药学领域中的一项重要内容，它有助于我们更好地理解药物的作用机制、用途以及临床应用。根据不同的分类标准，药物可以被划分为多种类型。

按照作用机制分类，药物可以分为抗生素、抗病毒药物、解热镇痛药、镇静催眠药等。抗生素主要用于治疗由细菌感染引起的疾病，如青霉素、头孢菌素等；抗病毒药物则用于对抗病毒感染，如流感病毒的抗病毒药物；解热镇痛药主要用于缓解发热和疼痛，如阿司匹林、布洛芬等；镇静催眠药则用于改善睡眠或缓解焦虑状态。

按照用途分类，药物可以分为治疗性药物和预防性药物。治疗性药物主要用于治疗已经发生的疾病或症状，如抗癌药物、降压药物等；预防性药物则主要用于预防某些疾病的发生，如疫苗、预防性抗生素等。

还可以按照化学结构分类，将药物划分为有机药物、无机药物、生物药物等。有机药物主要由碳、氢、氧等元素组成，如大多数抗生素和镇痛药；无机药物则主要含有金属或非金属元素，如一些抗酸药和矿物质补充剂；生物药物则包括蛋白质、核酸等生物大分子，如抗体药物、基因治疗药物等。

2. 常见剂型

熟悉药物的不同剂型，如片剂、胶囊、注射液、外用剂等，以及它们的特点和使用方法。

药物剂型是指药物存在和使用的形式，也就是药物被制成适合患者使用的一种形态。常见的药物剂型包括片剂、胶囊剂、颗粒剂、散剂、溶液剂、乳剂、混悬剂等。每种剂型都有其特定的优点和适用场景。例如，片剂方便携带和服用，适合长期治疗；胶囊剂可以掩盖药物的不良味道，提高服务对象的接受度；溶液剂则适用于无法吞咽固体制剂的服务对象或儿童等。

还有一些特殊的药物剂型，如缓释制剂、控释制剂、靶向制剂等。缓释制剂可以使药物在体内缓慢释放，保持血药浓度的稳定；控释制剂则可以按照预定的速度释放药物，达到更好的治疗效果；靶向制剂则可以将药物直接送达病变部位，提高治疗效果并减少副作用。

（二）药物作用与副作用

1. 药物作用

药物作用是指药物在人体内发挥的治疗或预防作用。药物在进入人体后，会经过一系列的生物转化过程，包括吸收、分布、代谢和排泄，从而发挥其治疗作用。

首先，药物通过口服、注射等途径进入人体后，在胃肠道或注射部位被吸收进入血液循环。在吸收过程中，药物的溶解度和吸收速率等因素会影响其在体内的浓度和效果。

随后，药物通过血液循环分布到全身各组织和器官中。药物与血浆蛋白结合的程度、脂溶性等因素会影响其分布范围和浓度。

药物在体内的代谢主要发生在肝脏和肠道等器官中。通过酶促反应，药物被转化为更易排泄或失去活性的代谢产物。代谢过程可以影响药物的半衰期和疗效持续时间。

最后，药物及其代谢产物通过肾脏、肠道等途径排出体外。排泄速度的快慢会影响药物在体内停留的时间，进而影响其治疗效果。

了解药物在体内的吸收、分布、代谢和排泄过程，有助于我们更好地理解药物作用机制，预测可能的不良反应，以及制定合理的用药方案。同时，药物作用的发挥还受到多种因素的影响，如药物剂量、用药时间、个体差异等，因此在用药过程中需遵循医嘱，确保药物的安全有效使用。

2. 副作用与不良反应

副作用和不良反应是药物使用中不可避免的问题，了解它们对于保障服务对象用药安全至关重要。

副作用通常是指在药物治疗过程中，除了预期的治疗作用外，药物本身所带来的其他非治疗性效应。这些副作用可能是轻微的，如暂时性的胃肠道不适、头痛或嗜睡，也可能是较严重的，如心血管系统的不良反应。副作用的发生与药物的药理作用、剂量、疗程以及个体差异等多种因素有关。

不良反应则是指在使用正常剂量的药物时，出现的与治疗目的无关的有害反应。这些反应可能是已知的，也可能是未知的，其严重程度也有所不同。常见的不良反应包括过敏反应、肝损害、肾损害、血液系统异常等。严重的不良反应甚至可能危及生命。

对于副作用和不良反应的识别，需要密切关注服务对象的症状和体征变化，及时发现异常情况。同时，陪诊师也需要充分了解药物的作用机制和可能的副作用，以便在服务对象出现不良反应时能够迅速做出判断和处理。

在处理副作用和不良反应时，首先应停用或调整可疑药物，然后采取必要的治疗措施，如给予抗过敏药物、保肝药物等。对于严重的不良反应，需要及时就医，甚至采取紧急救治措施。

此外，预防副作用和不良反应的发生也是非常重要的。这包括在用药前详细询问服务对象的过敏史和用药史，选择合适的药物和剂量，避免不必要的联合用药，以及定期监测服务对象的肝肾功能和血常规等指标。

（三）用药原则与注意事项

1. 用药原则

用药原则是指在药物使用过程中应遵循的一系列基本准则，以确保药物的安全有效使用。

首先，严格遵循医嘱。医嘱是医生根据服务对象的病情和药物特点制定的用药方案，应严格按照医嘱用药，不得随意更改药物的种类、剂量或用法。

其次，注意药物的剂量和用法。每种药物都有其特定的剂量和用法，应按照医生的指导正确使用。过量使用可能导致药物中毒或不良反应，而剂量不足则可能影响治疗效果。

此外，药物的用药时间也是用药原则的重要方面。有些药物需要在特定时间服用，如饭前或饭后；有些药物则需要定时服用以维持稳定的血药浓度。应遵循医生的指导，按时服药，不得漏服或自行调整用药时间。

最后，用药过程中需要密切关注身体反应。应随时注意自己的身体变化，如出现任何不适症状或不良反应，应及时告知医生，以便医生根据情况调整用药方案或采取必要的救治措施。

除了以上几个重要方面外，用药原则还包括其他一些注意事项，如避免自行购买和使用药物、避免滥用抗生素等。应该积极了解和学习用药原则，增强用药意识，确保药物的安全有效使用。

2. 注意事项

陪诊师在协助服务对象用药时需要关注多个方面的事项，包括药物的保存方法、避免与其他药物相互作用、注意服务对象的过敏史等。

首先，陪诊师需要了解药物的保存方法。不同药物有不同的保存要求，如温度、湿度、光照等。陪诊师应仔细阅读药物说明书，了解药物的保存条件，并告知服务对象或家属如何正确保存药物，避免药物受潮、变质或失效。

其次，陪诊师应提醒服务对象注意避免与其他药物相互作用。有些药物之间会发生相互作用，影响药效或增加不良反应的风险。因此，在服务对象开始使用新药或更改用药方案时，陪诊师应询问服务对象正在使用的其他药物，并告知医生或药师，以便评估是否存在相互作用的风险。

此外，陪诊师还需要关注服务对象的过敏史。如果服务对象对某些药物或成分存在过敏反应，陪诊师应详细记录并告知医生或药师，以便在用药过程中避免使用可能引起过敏的药物。

最后，陪诊师应提醒服务对象按时服药，并注意观察药物的不良反应。在用药过程中，如果服务对象出现任何不适症状或不良反应，陪诊师应及时与医生或药师沟通，协助服务对象调整用药方案或采取必要的救治措施。

通过细心观察和专业指导，陪诊师可以帮助服务对象安全有效地使用药物，促进服务对象的康复和健康。

五、老年人身心特点及照护要点

（一）老年人的身心特点

1. 生理特点

随着年龄的增长，老年人的身体功能逐渐下降，呈现出多种生理特点。首先，肌肉萎缩是老年人常见的生理变化之一。由于长期缺乏运动或营养不良，老年人的肌肉会逐渐萎缩，导致肌肉力量减弱、身体灵活性下降。其次，骨质疏松也是老年人常见的健康问题。随着年龄的增长，骨骼会逐渐变薄、变脆，容易发生骨折等意外情况。此外，老年人的视力和听力也会逐渐减退，对周围环境的感知能力下降，容易引发安全隐患。

除了这些明显的生理变化，老年人的心血管系统、呼吸系统、消化系统等方面也会发生一系列的变化。例如，心血管系统的功能下降会导致老年人容易出现高血压、心脏病等问题；呼吸系统的功能减弱则可能引发老年人呼吸困难、哮喘等症状；消化系统的功能衰退则可能导致老年人食欲不振、消化不良等问题。

　　陪诊师在照护服务对象时，需要充分了解老年人的生理特点，并根据这些特点制定合适的照护计划。例如，通过合理安排运动锻炼、提供营养均衡的饮食、定期进行健康检查等方式，帮助老年人延缓肌肉萎缩、骨质疏松等问题的发生，提高他们的生活质量。同时，陪诊师还需要关注服务对象的心理健康，提供必要的心理支持和疏导，帮助他们保持积极的心态和情绪状态。

　　老年人的生理特点主要体现在身体功能的逐渐下降和多个系统的功能衰退。了解这些特点有助于陪诊师更好地照护服务对象。

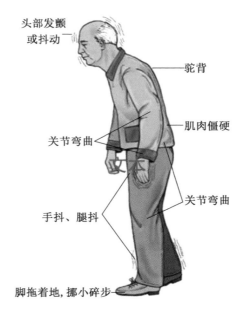

图 3-16　老年人典型生理特点例图

2. 心理特点

　　老年人在面对退休、丧偶等生活事件时，常会产生一系列的心理反应。首先，孤独感是老年人常见的心理问题之一。随着年龄的增长，老年人的社交圈子逐渐缩小，与亲朋好友的联系也可能减少，导致他们感到孤独和无助。这种孤独感可能会引发一系列的心理问题，如情绪低落、缺乏兴趣和活力等。其次，焦虑也是老年人常见的心理反应。他们可能担心自己的健康状况、经济状况或子女的生活等问题，这种担忧可能导致他们长期处于紧张、不安的状态。此外，一些老年人还可能因为生活中的变故或丧失某些能力而感到沮丧和失落，进而产生抑郁情绪。

为了缓解老年人的心理压力，我们需要关注他们的心理需求，提供必要的心理支持和帮助。首先，我们可以鼓励老年人积极参与社交活动，与亲朋好友保持联系，分享彼此的生活经验和感受。其次，我们可以引导老年人关注自己的兴趣爱好，通过参加兴趣小组、学习新技能等方式，丰富自己的生活内容，提高生活质量。此外，我们还可以通过陪伴、倾听等方式，给予老年人情感上的支持和安慰，帮助他们建立积极、乐观的心态。

（二）老年人的照护要点

1. 陪诊照护

（1）诊前

进食照护。陪诊师应了解老年人的饮食习惯和口味偏好，协助老年人合理安排餐食。对于需要特殊饮食的老年人，如糖尿病服务对象或高血压服务对象，陪诊师可提前向医院或餐厅了解，根据医院或餐厅餐食情况，合理规划老年人餐食，尽最大可能满足老年人的饮食要求。在进食过程中，陪诊师应关注老年人的咀嚼和吞咽能力，协助老年人缓慢进食，避免呛咳或噎食。

如厕照护。陪诊师应协助老年人解决如厕问题，确保他们在就医过程中的个人卫生和舒适。对于行动不便的老年人，陪诊师可提供必要的辅助工具或设施，如轮椅、坐便器等，帮助他们安全如厕。同时，陪诊师还需关注老年人的排泄情况，及时清理并更换卫生用品，保持老年人的清洁和舒适。

体位转移照护。陪诊师应协助老年人完成从家中到医院的体位转移过程。在转移过程中，陪诊师应注意保持老年人的平稳和安全，避免跌倒或受伤。对于需要长时间卧床或行动不便的老年人，陪诊师还应提供定期翻身和肢体活动的照护，预防压疮和肌肉萎缩。

（2）诊中

心理支持与安抚。在诊中阶段，陪诊师应关注老年人的情绪变化，及时给予心理支持和安抚。对于感到焦虑或恐惧的老年人，陪诊师应通过沟通、鼓励等方式帮助他们缓解紧张情绪，树立战胜疾病的信心。

协助沟通与解释。陪诊师应协助老年人与医生进行有效沟通，确保医生能够充分了解老年人的病情和需求。同时，陪诊师还需将医生的诊断、治疗方案等信息以通俗易懂的方式解释给老年人及其家属，帮助他们理解并接受治疗方案。

安全照护与陪伴。在就医过程中，陪诊师应始终陪伴在老年人身边，确保他们的安全。对于需要接受特殊检查或治疗的老年人，陪诊师应提前了解相关注意事项，并在检查或治疗过程中提供必要的照护和支持。

（3）诊后

用药监督与指导。陪诊师应向老年人详细解释医生的用药指导，并监督他们的用药情况。对于需要特殊用药或存在用药风险的老年人，陪诊师应重点关注并提醒他们按时按量服药，避免漏服或误服。

生活照护与关怀。在诊后阶段，陪诊师应继续为老年人提供生活照护和关怀。对于行动不便或需要特殊照料的老年人，陪诊师可提供必要的帮助和支持，如协助老年人回家、安排康复训练等。同时，陪诊师还应关注老年人的生活需求，提供必要的照料和关怀。

2. 辅助器具使用

辅助器具使用是陪诊师照护中的一项重要内容，旨在通过提供适当的辅助器具，帮助服务对象改善生活质量，增强生活自理能力。

在老年人的日常生活中，辅助器具扮演着至关重要的角色。例如，助听器可以帮助老年人更好地听到声音，提高他们的交流能力；轮椅或助行器可以帮助行动不便的老年人进行移动，增加他们的活动范围；而一些专门的洗浴器具或穿衣辅助工具则可以帮助老年人在洗漱和穿衣方面更加轻松自如。

陪诊师在协助服务对象使用辅助器具时，需要充分了解服务对象的身体状况、功能需求以及个人喜好，以选择合适的辅助器具。同时，陪诊师还需要向服务对象及其家属介绍辅助器具的使用方法、注意事项以及保养维护等方面的知识，确保辅助器具能够发挥最大的效用。

表 3-3　个人使用辅助器具

康复辅具名称	自理	部分失能	失能	示例（推荐）
保护组织完整的辅具		△	▲	防压疮坐垫（充气式、凝胶式等）、防压疮床垫等
穿脱衣的辅具	△	▲		鞋拔、脱鞋器、穿脱衣钩、穿脱衣棍等
如厕辅具	△	▲		坐便椅（带便盆）
二便吸收辅具			▲	成人一次性护理垫、成人一次性尿布等
单臂操作辅具	▲	△		手杖、三脚或多脚手杖、带座手杖等
双臂操作辅具	△	▲		框式助行器、轮式助行器、座式助行器、台式助行器
手动轮椅车	△	▲	△	双手驱动轮椅车、单手驱动轮椅车、护理者操控的手动轮椅车等
动力轮椅车	△	△	△	手动转向的电动轮椅车，动力转向的电动轮椅车等

六、基本医疗器械相关基础知识

（一）常见医疗器械种类与用途

医疗器械，作为医疗领域的重要组成部分，涵盖了预防、诊断、治疗、缓解人类疾病、损伤或残疾所需的各类设备、器具、器材、材料及其他物品。这些器械在保障人类健康、提高生活质量方面发挥着至关重要的作用。其中，家用医疗器械作为医疗器械的一个特殊类别，近年来随着人们健康意识的提高和科技的进步，其种类和功能也在不断丰富和完善。

家用医疗器械，顾名思义，是指适合在家庭环境中使用的医疗器械。它们通常设计得更为便携、易用，旨在满足家庭环境下的健康监测、疾病预防、康复治疗等需求。根据功能和使用场景的不同，家用医疗器械可以细分为多个类别。

家用检测器械，这类器械主要用于家庭环境下的健康监测和初步诊断。常见的家用检测器械包括血压计、血糖仪、电子体温计等。它们能够帮助用户随时了解自己的血压、血糖、体温等生理指标，及时发现异常情况，为疾病的预防和治疗提供重要参考。

家用康复器械，这类器械主要用于家庭环境下的康复治疗或辅助康复。例如，颈椎腰椎牵引器、制氧机、助听器等都是常见的家用康复器械。它们能够帮助用户缓解疼痛、改善功能，提高生活质量。

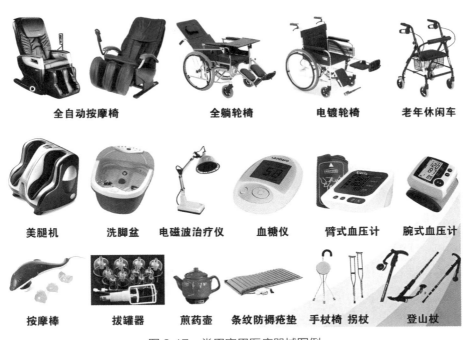

图 3-17 常用家用医疗器械图例

家用保健器械，这类器械主要用于日常保健和养生。如按摩器、足浴盆、空气净化器等，它们能够改善用户的身体状况，增强身体免疫力，预防疾病的发生。

日常护理器械，这类器械主要满足家庭日常护理的需求，如棉签、纱布、医用口罩等。它们虽然看似简单，但在家庭医疗护理中却发挥着不可或缺的作用。

随着科技的进步和人们健康需求的不断增长，家用医疗器械的种类和功能也在不断更新和完善。例如，智能穿戴设备、远程监测系统等新型家用医疗器械的出现，使得家庭健康管理变得更加便捷和高效。

需要注意的是，虽然家用医疗器械在家庭健康管理中发挥着重要作用，但用户在使用时仍需遵循产品说明书和医生的建议，确保安全、有效地使用这些器械。同时，用户也应定期检查和维护家用医疗器械，确保其处于良好的工作状态。

（二）家用医疗器械的使用方法与注意事项

家用医疗器械在家庭健康管理中扮演着越来越重要的角色，正确使用和注意事项对于保障服务对象的安全和治疗效果至关重要。

1. 家用医疗器械的使用方法

首先，务必仔细阅读产品说明书，了解医疗器械的功能、操作步骤、使用限制以及可能出现的异常情况。说明书是正确使用医疗器械的基础，务必认真对待。

其次，按照说明书的要求，正确安装和调试医疗器械。确保电源连接正确，部件安装稳固，功能正常。对于需要校准的器械，如血糖仪、血压计等，要按照说明书的要求进行校准，以确保测量结果的准确性。

再次，在操作过程中，严格按照说明书的要求进行。注意操作顺序、力度和速度，避免误操作或不当使用。对于需要服务对象自行操作的器械，陪诊师要耐心指导，确保服务对象能够正确、安全地使用。

最后，使用医疗器械后，要记录相关数据或结果，并及时向医生反馈。这些数据有助于医生了解服务对象的病情和治疗效果，为后续治疗提供参考。

2. 家用医疗器械的注意事项

确保医疗器械的使用环境安全、卫生。避免在潮湿、高温或强磁场等环境下使用医疗器械。同时，要注意电源安全，避免触电或火灾等事故的发生。

了解医疗器械的禁忌证和慎用情况。对于存在禁忌证或慎用情况的服务对象，要特别注意避免或谨慎使用相关器械。

定期对医疗器械进行维护和保养，确保其正常运转和延长使用寿命。按照说明书的要求进行清洁、消毒和更换部件等操作。

在使用医疗器械过程中，如遇到异常情况或不适，应立即停止使用并及时就医。同时，要告知医生所使用的医疗器械及其相关情况，以便医生能够做出正确的诊断和治疗。

（三）陪诊包器械参考

陪诊包是专为陪诊师准备的，包含了在陪诊过程中可能需要的各种器械和用品，以确保陪诊过程的顺利进行。表 3-4 是一个陪诊包的参考清单。

表 3-4　陪诊包参考清单

序号	物品清单	使用场景频次	物品名称
1	背包	必备	双肩包（定制）（可选用拉杆万向轮）
2	电子体温计	按需	医用红外耳式体温计
3（二选一）	4G 三合一 / 蓝牙版血糖仪（采血笔）	按需	4G 三合一 / 蓝牙版血糖仪（血糖、血酮、尿酸）
	血糖试纸	按需	血糖试纸
	尿酸试纸（选配）	—	尿酸试纸
	血酮试纸（选配）	—	血酮试纸

序号	物品清单	使用场景频次	物品名称
4	口罩 （单片独立医用外科口罩）	按需	医用外科口罩
5	血压计 1	按需	蓝牙版血压计
6	血压计 2	按需	4G 版血压计
7	血氧仪	按需	蓝牙版指夹式脉搏 血氧仪
8	酒精棉片		一次性医用全棉酒精 棉片
9	干纸巾（小包装）	按需	便携小包餐巾纸
10	湿纸巾（小包装）	按需	一次性杀菌湿巾
11	背心式保鲜袋（收集垃圾用）	按需	背心式保鲜袋
12	折叠伞 1 把 （小尺寸三节款）	按需	三节折叠伞
13	文件袋（票据收集）	结束服务 赠送客户	文件袋
14	矿泉水 2 瓶	按需	矿泉水
15	一次性纸杯	按需	一次性纸杯
16	老花镜 / 放大镜	按需	老花镜 / 放大镜
17	创可贴 1 包 （邦迪防水，薄袋）	按需	透气创可贴
18	笔	按需	黑色吸水笔
19	便笺纸（正方形）	按需	便笺纸
20	便利贴	客户分类	便利贴
21	硬板记录夹	记录客户资料	硬板记录夹
22	帆布袋	存放客户资料	手提帆布袋
23	充电宝	确保手机有电 以免耽误就诊	快充充电宝
24	巧克力、士力架（选配）	避免客户饥饿 或低血糖使用	牛奶巧克力盒装

序号	物品清单	使用场景频次	物品名称
25	录音笔（选配）	代问诊，记录医嘱	智能录音笔
26	一次性手套	标本取送	一次性手套

七、简易评估工具的应用

（一）评估工具概述

简易评估工具是医疗领域中的一项重要辅助手段，旨在帮助医护人员快速、简便地评估服务对象的健康状况。这些工具具有操作简单、易于理解和使用的特点，能够在短时间内获取服务对象的关键信息，为医护人员提供有效的参考依据。

评估工具的形式多样，包括量表、问卷、检查表等。量表通常用于量化评估服务对象的某项指标或症状，如疼痛程度、睡眠质量等；问卷则通过一系列问题来了解服务对象的健康状况、生活习惯、心理状态等；检查表则用于记录服务对象的身体检查情况，包括生命体征、体格检查等。

简易评估工具的应用范围广泛，不仅可用于老年人的健康状况评估，还可应用于其他年龄段的服务对象。在老年人照护领域，这些工具可以帮助照护人员快速识别老年人的需求、问题或风险，从而制定针对性的照护计划。

此外，简易评估工具还具有可重复使用的特点，可以在不同时间点对服务对象进行评估，以监测其健康状况的变化。同时，这些工具还可以根据需要进行调整和优化，以适应不同服务对象群体的需求。

（二）常见简易评估工具介绍

1. 疼痛评估工具

疼痛是许多老年人常见的问题，尤其在患有慢性病或处于康复期的老年人中更为普遍。因此，准确、及时地评估疼痛程度对于制定有效的疼痛管理策略至关重要。

（1）数字疼痛评分

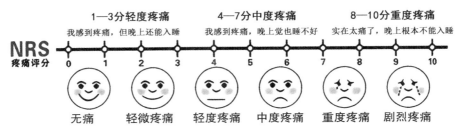

图 3-18　NRS 数字疼痛评分量表

数字疼痛评分（NRS）是一种简单直观的疼痛评估方法。它使用一个 0—10 的数字量表，其中 0 代表无痛，10 代表最剧烈的疼痛。服务对象根据自己的感受在量表上选择一个数字来表示当前的疼痛程度。这种方法适用于能够理解和使用数字的服务对象。

（2）面部表情疼痛评分

面部表情疼痛评分（FPS）是一种适用于无法用言语表达疼痛程度的服务对象，特别是儿童、老年人或认知功能受损的个体。该方法通过展示一系列从无痛到剧痛的面部表情图片，让服务对象选择最能代表自己当前疼痛程度的图片。这种方法直观易懂，有助于医护人员更准确地了解服务对象的疼痛状况。

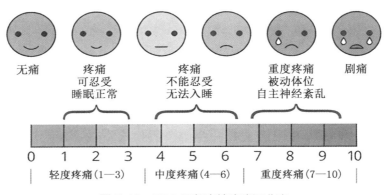

图 3-19　FPS 面部表情疼痛评分表

虽然这些简易评估工具在疼痛评估中具有一定的应用价值，但它们并不能完全替代专业的医学检查和诊断。在使用这些工具时，医护人员应结合服务对象的实际情况和其他医学信息进行综合判断，以确保评估结果的准确性和可靠性。

2. 营养状况评估工具

营养状况是老年人健康的重要方面，直接影响他们的生活质量、康复速度和疾病预防能力。因此，定期评估老年人的营养状况，及时发现并解决营养问题，是照护工作中的重要环节。

（1）微型营养评定

微型营养评定（MNA）是一种专门为老年人设计的营养状况评估工具。它包含了一系列关于饮食、体重、活动能力、认知功能和心理状况等方面的问题，通过这些问题可以全面了解老年人的营养状况。MNA 具有简单易行、快速有效的特点，适用于在社区和医院等多种环境中进行营养评估。

（2）主观全面评定法

主观全面评定法（SGA）是一种基于临床观察和服务对象自我报告的营养评估方法。它主要关注服务对象的体重变化、饮食摄入、消化道症状以及身体功能等方面的信息。SGA 适用于那些无法准确提供饮食摄入信息或无法配合复杂评估工具的服务对象。通过 SGA 评估，医护人员可以初步判断服务对象的营养状况，为后续的营养干预提供依据。

3. 认知功能评估工具

随着年龄的增长，许多老年人可能会面临认知功能下降的问题，这直接影响他们的生活质量、独立生活能力以及疾病管理效果。因此，对老年人的认知功能进行定期评估，及时发现并干预认知障碍，对于提高老年人的生活质量具有重要意义。

（1）简易精神状态检查

简易精神状态检查（MMSE）是一种广泛使用的认知功能评估工具，它包含了一系列关于定向力、记忆力、注意力和计算能力等方面的问题。

MMSE 操作简单，用时短，适合在门诊或社区等场所进行快速筛查。通过 MMSE 评估，医护人员可以初步判断老年人的认知功能水平，为后续的诊断和治疗提供依据。

（2）蒙特利尔认知评估

蒙特利尔认知评估（MoCA）是一种更为敏感的认知功能评估工具，它能够检测出比 MMSE 更轻微的认知障碍。MoCA 涵盖了更多的认知领域，包括记忆、注意、语言、执行功能、视空间技能和抽象思维等。与 MMSE 相比，MoCA 更适合用于评估轻度认知障碍和早期痴呆服务对象。

这些认知功能评估工具的使用有助于医护人员更准确地了解老年人的认知功能状况，从而制定个性化的照护计划。对于存在认知障碍的老年人，医护人员可以通过加强沟通、提供记忆训练、优化生活环境等方式来改善他们的生活质量。同时，对于疑似痴呆的服务对象，应及时转诊至专业医生进行进一步评估和治疗。

（三）评估工具的应用原则与注意事项

1. 选择适当的评估工具

在陪诊照护过程中，选择合适的评估工具是至关重要的。正确的工具能够帮助陪诊师准确、全面地了解服务对象的健康状况，为制定个性化的照护计划提供有力支持。因此，在选择评估工具时，需要综合考虑服务对象的具体情况和需求。

要根据服务对象的年龄、性别、疾病类型等因素，选择与之相匹配的评估工具。例如，对于老年人，可以选择那些针对老年人设计的评估工具，这些工具通常更加符合老年人的身心特点，能够更准确地反映他们的健康状况。

要考虑服务对象的认知能力和配合程度。对于认知能力下降或无法配合复杂评估的服务对象，应选择简单易行、直观易懂的评估工具，以确保评估的顺利进行。

还要注意评估工具的适用性和可靠性。在选择评估工具时，应查阅相关文献和资料，了解工具的适用范围、信效度等信息，以确保所选工具能够准确反映服务对象的健康状况。

在选择评估工具时，需要综合考虑服务对象的具体情况、认知能力和配合程度，以及评估工具的适用性和可靠性等因素。通过合理选择评估工具，陪诊师可以更准确地了解服务对象的健康状况，为制定个性化的照护计划提供有力支持。

2. 正确使用评估工具

在陪诊过程中，正确使用评估工具是确保评估结果准确性和可靠性的关键。评估工具的正确使用不仅涉及对工具本身的熟悉程度，还包括对评估流程的掌握以及评估过程中的注意事项。

陪诊师需要仔细阅读评估工具的使用说明，了解工具的设计原理、评估范围、评分标准等基本信息。这有助于陪诊师准确理解工具的使用方法和评估目的，从而避免在评估过程中出现误解或偏差。

在评估过程中，陪诊师需要遵循评估工具的评估流程和评分标准，确保评估的规范性和一致性。对于需要服务对象配合完成的评估项目，陪诊师需要向服务对象详细解释评估的目的、方法和注意事项，以确保服务对象能够正确理解和配合评估。

评估工具的使用还应注意一些特殊情况。例如，对于无法用语言表达或理解能力有限的服务对象，陪诊师可以采用图片、手势等辅助方式进行评估；对于存在身体障碍或疼痛的服务对象，陪诊师需要在评估过程中给予适当的支持和照顾，以确保评估的顺利进行。

评估完成后，陪诊师需要对评估结果进行仔细分析和解读，结合服务对象的实际情况和其他医学信息进行综合判断。对于评估结果异常或存在疑问的情况，陪诊师应及时与服务对象进行沟通和确认，必要时可转诊至专业医生进行进一步评估和治疗。

正确使用评估工具是确保评估结果准确性和可靠性的重要环节。陪诊师需要充分了解评估工具的使用方法和注意事项，并在评估过程中遵循规范的流程和评分标准，以确保评估结果的准确性和有效性。同时，陪诊师还需要根据服务对象的实际情况和需求进行个性化评估，以提供更为精准和有效的照护服务。

（四）简易评估工具在陪诊服务中的应用

1. 快速识别服务对象需求

在陪诊服务中，快速准确地识别服务对象的需求是至关重要的。简易评估工具作为一种便捷、高效的辅助手段，为陪诊师提供了快速了解服务对象健康状况和需求的有效方法。

陪诊师通过运用简易评估工具，可以在短时间内收集到服务对象的关键信息，如疼痛程度、营养状况、认知功能等。这些信息不仅有助于陪诊师了解服务对象的当前状况，还能为制定个性化的陪诊计划提供重要依据。

在识别服务对象需求的过程中，陪诊师还需要关注服务对象的情感和心理状态。简易评估工具中的某些项目，如情绪评估、沟通能力评估等，可以帮助陪诊师更好地了解服务对象的心理状态，从而提供更贴心、人性化的陪诊服务。

陪诊师还可以根据简易评估工具的结果，预测服务对象可能出现的健康问题或需求变化，并提前制定相应的应对策略。这有助于提高陪诊服务的预见性和主动性，确保服务对象在就诊过程中得到及时、有效地支持和帮助。

2. 帮助沟通与决策

简易评估工具在陪诊服务中不仅有助于快速识别服务对象需求，还能在沟通与决策方面发挥重要作用。陪诊师通过运用评估工具获得的专业化信息，能够更好地与服务对象及其家属进行沟通。

首先，评估工具提供的标准化数据和指标使得沟通内容更加具体、明确，有助于减少误解和歧义。陪诊师可以根据评估结果，向服务对象和家属解释服务对象当前的身体状况、可能的风险以及需要的照护措施，从而帮助他们更好地理解病情和治疗方案。

评估工具为决策提供了科学依据。陪诊师可以根据评估结果，结合服务对象和家属的意愿和实际情况，共同制定合适的陪诊计划和决策。例如，在面临治疗方案选择时，评估工具提供的信息可以作为决策的重要参考，帮助服务对象和家属做出更明智的选择。

评估工具还有助于增强服务对象和家属的信任感。通过展示专业化的评估过程和结果，陪诊师能够证明自己的专业素养和责任心，从而赢得服务对象和家属的信任和尊重。这种信任感有助于建立良好的互信关系，为后续的治疗和照护工作奠定良好的基础。

第四章

基本技术应用

一、沟通

（一）沟通的重要性

沟通是指人与人之间的信息传递和交流，是交流意见、观点、情绪或情感的过程。沟通在医疗环境中具有举足轻重的地位。陪诊师作为服务对象与医护人员之间的桥梁，需要掌握有效的沟通技巧，以建立信任、理解服务对象需求并确保治疗计划的顺利实施。通过不断提升沟通能力，陪诊师不仅能够更好地为服务对象提供支持和帮助，还能促进医疗服务的持续改进和发展。

（二）常用沟通技巧

1. 倾听技巧

倾听是有效沟通的重要组成部分，尤其在医疗环境中，倾听技巧的运用对于陪诊师来说尤为重要。以下是一些关键的倾听技巧。

积极倾听。陪诊师应保持专注和耐心，通过眼神接触来展现对服务对象的尊重和关注。同时，可以通过点头或简单的肯定词来回应服务对象，表示自己在认真倾听。这种积极的倾听态度有助于服务对象感受到被重视和理解，从而更愿意分享自己的情况和感受。

不要打断。在倾听过程中，陪诊师应避免打断服务对象的发言。即使有时候服务对象表达的内容可能有些冗长或重复，陪诊师也应耐心等待服务对象完整表达他们的想法和感受；若服务对象所述与本次就医无关，陪诊师应适当的将无关叙述重新引到陪诊主题。打断服务对象不仅可能打断他们的思路，还可能让他们感到不被尊重和理解。

澄清与反馈。为了确保理解正确，陪诊师可以在适当的时候用自己的话复述服务对象的意思。这有助于确认陪诊师对服务对象情况的理解是否准确，并给服务对象一个机会纠正或补充信息。同时，陪诊师还可以通过反馈来展示自己对服务对象情况的理解，例如通过总结服务对象的主要观点或感受来回应。

除了以上这些基本的倾听技巧外，陪诊师还可以通过其他方式来提高倾听效果。例如，可以通过提问来引导服务对象更深入地表达自己的情况和感受；或者通过记录关键信息来确保自己不会遗漏任何重要的细节。

2. 表达技巧

除了倾听技巧外，陪诊师还需要掌握一定的表达技巧，以确保信息能够准确、清晰地传递给服务对象和医护人员。以下是一些关键的表达技巧。

清晰简洁。陪诊师在表达时应尽量使用易于理解的语言，避免使用过于复杂的医学术语。这样可以确保服务对象能够准确理解陪诊师所传达的信息。同时，表达的内容应简洁明了，避免冗长和复杂的句子结构，以免让服务对象感到困惑或产生误解。

情感共鸣。陪诊师在表达时应注重情感共鸣，通过语调和表情来传达同情和理解。这有助于让服务对象感受到陪诊师的关心和支持，从而减轻他们的焦虑和恐惧。此外，情感共鸣也可以增强陪诊师与服务对象之间的情感联系，为后续的沟通和治疗工作创造更好的氛围。

尊重与鼓励。陪诊师在表达时应尊重服务对象的意见和感受，避免使用贬低或歧视性的语言。同时，陪诊师还应鼓励服务对象积极提问和分享自己的感受，以便更好地了解他们的需求和期望。通过尊重和鼓励，陪诊师可以建立起一个开放、包容的沟通环境，促进服务对象与医护人员之间的有效合作。

3. 非语言沟通

非语言沟通在医疗环境中同样扮演着至关重要的角色。陪诊师需要掌握并运用好身体语言、面部表情以及空间距离等非语言沟通方式，以更好地与服务对象建立联系并传递信息。

身体语言。陪诊师应保持开放和友好的姿态，避免交叉手臂或背对服务对象等封闭性的身体语言。这有助于让服务对象感受到陪诊师的热情和诚意，从而更容易建立起信任关系。同时，陪诊师还可以通过点头、微笑等动作来回应服务对象，表达对他们的理解和支持。

面部表情。面部表情是非语言沟通中非常重要的一部分。陪诊师应保持微笑和亲切的眼神接触，以传达对服务对象的关心和温暖。这不仅有助于减轻服务对象的焦虑和恐惧，还能增强他们对医疗团队的信任感。

空间距离。空间距离也是非语言沟通中需要注意的一个方面。陪诊师应根据文化背景和服务对象的个人喜好来调整与服务对象的距离。在尊重服务对象个人空间的同时，也要保持足够的接近度以便进行必要的交流和观察。

4. 特殊情境下的沟通

在医疗环境中，陪诊师可能会遇到各种特殊情境下的沟通挑战。以下是一些常见的特殊情境及其沟通策略。

听力或视力受损的服务对象。对于这类服务对象，陪诊师需要使用辅助设备来确保沟通顺畅。例如，对于听力受损的服务对象，可以使用助听器或手写笔记等方式来传递信息；对于视力受损的服务对象，可以提供大字体的印刷品或口头描述等方式来帮助他们理解信息。

情绪激动或焦虑的服务对象。这类服务对象往往情绪不稳定，需要陪诊师提供额外的安抚和支持。陪诊师应保持冷静和耐心，通过温和、安慰的话语来稳定服务对象的情绪。此外，陪诊师还可以引导服务对象通过深呼吸、放松训练等方式来缓解焦虑和紧张情绪。

存在文化差异的服务对象。在医疗环境中，服务对象可能来自不同的文化背景，这会对沟通产生影响。陪诊师需要尊重服务对象的文化背景和信仰，使用合适的称呼和问候方式。同时，陪诊师还需要了解并尊重服务对象的风俗习惯和价值观，避免在沟通中产生不必要的误解和冲突。

（三）沟通过程中的注意事项

在沟通过程中，陪诊师应注意讲话的分寸，懂得控制情绪，必要时要学会快速调整心态。禁止用命令式、质问式和批评式的语气，严禁使用伤害性或过激性的语言，禁忌讨论涉及服务对象隐私或引起其悲伤的话题。

二、急救基础知识

（一）急救的重要性

急救是指在突发意外或疾病发生时，对伤病者进行及时、有效的初步救护措施。如服务对象突然晕倒、心脏骤停等。急救可以减轻伤病者的痛苦，还能增强陪诊师的职业素养和自信心。掌握急救知识并能够在关键时刻运用自如，不仅体现了陪诊师的专业素养，还能增强其自信心和职业满足感。

（二）常见急救技能介绍

1. 心肺复苏术

心肺复苏术（Cardiopulmonary Resuscitation，CPR）是一种紧急救护技术，用于在心脏骤停的情况下维持大脑的氧气供应，防止或减轻脑损伤。心脏骤停是一种紧急情况，如果不及时采取复苏措施，服务对象的生命将面临严重威胁。因此，陪诊师掌握心肺复苏的基本步骤和操作要点对于保障服务对象生命安全具有重要意义。

1.确认环境安全，做好自我防护

施救者要快速观察周围环境，判断是否存在潜在危险，并采取相应的自身和患者安全保护与防护措施。

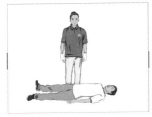

2.判断意识及反应

施救者用双手轻拍患者的双肩，俯身在其两侧耳边高声呼唤："您怎么了，快醒醒！"如果患者无反应，可判断为无意识。

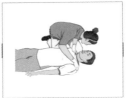

3.检查呼吸

检查呼吸时，患者如果为俯卧位，应先将其翻转为仰卧位。用"听（有无呼吸的声音）、看（胸部是否有起伏）、感觉（面颊感受有无气体呼出）"的方法检查患者呼吸，判断时间约10秒。如果患者无呼吸或叹样呼吸，提示发生了心搏骤停。

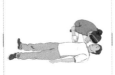

4.呼救并取得AED

如果患者无意识、无呼吸（或叹息样呼吸），立即向周围人求助，拨打急救电话120，并取来附近的AED。

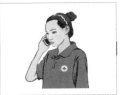

5.胸外按压

在呼救的同时尽快开始心肺复苏。施救者首先将患者置于硬板床或平地上暴露患者胸部，将一只掌根紧贴住患者胸部正中，两乳头连线中点（胸骨下半部），双手十指扣紧，掌根重叠，掌心翘起，双手上肢伸直，上半身前倾，以髋关节为轴，用上半身的力量垂直向下按压，确保按压深度5～6厘米，按压频率100～120次/min，保证每次按压后胸廓完全回复原状。

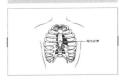

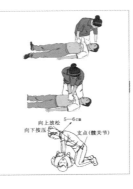

6.开放气道

检查口腔有无异物，如有异物将其取出。用仰头举颏法开放气道，通常使患者下颌角及耳垂的连线与水平面垂直。

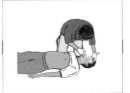

7.人工呼吸

施救者一手掰开患者的嘴，一手用手指捏住患者的鼻翼，用嘴罩住患者的嘴，吹气2次，每次约1秒，吹气时应见胸廓隆起，吹气后松开患者口鼻。

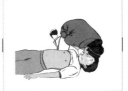

8.循环做胸外按压和人工呼吸

每组30次胸外按压后行2次人工呼吸（30:2），连续做5组评估患者呼吸和脉搏。

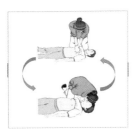

9.尽快电除颤

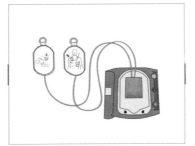

10.复苏后体位

如果患者的心搏和自主呼吸已经恢复，将患者置于复苏后体位（平卧头偏向一侧或稳定侧卧位），随时观察患者生命体征，并安慰照护患者，等待专业急救人员到来。

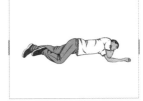

图 4-1　心肺复苏示意图

（1）心肺复苏术的基本步骤

确认现场安全：在进行心肺复苏前，首先应确保现场环境安全，避免对服务对象或施救者造成进一步伤害。

检查意识与呼吸：轻拍服务对象双肩并大声呼唤，观察服务对象是否有意识和自主呼吸，时间不超过 10 秒钟。若无应立即启动心肺复苏程序。

呼叫紧急救援：在确认服务对象心脏骤停后，应立即呼叫紧急救援系统，请求专业医疗人员前来协助。

胸部按压：确保服务对象平卧并且位于硬质平面上，使其头部、颈部和躯干保持在一条直线上。按压胸骨中下 1/3 处。两乳头连线中点（适用于男性），剑突上两横指（适用于女性）。胸外按压时，确保施救者肩、肘、腕在一条直线上，定位手掌根置于按压点，另一手置于定位手手背上，双手重叠，十指交叉相扣，定位手 5 指翘起；施救者有节奏地垂直施加压力，保证胸壁充分回弹尽量，减少胸外按压过程中断。每次按压应使胸骨下陷至少 5 厘米，按压频率应保持在每分钟 100—120 次。

开放气道：用一只手按压服务对象前额，使其头部后仰，另一只手的食指和中指将其下颏托起，以开放气道。注意在开放气道前应清除服务对象口鼻腔内的分泌物，如有活动性义齿立即取出。

人工呼吸：如受过相关培训且有能力进行人工呼吸，则每进行 30 次胸外按压后，给予 2 次人工呼吸。人工呼吸时要捏住患者鼻翼，防止鼻孔漏气。如未受过培训或无法进行人工呼吸，则持续进行胸外按压。

心肺复苏应持续进行，直到专业医疗人员到达并接管服务对象。

（2）心肺复苏术的有效指征和终止指征

心肺复苏有效指征：患者面部、口唇和甲床等的颜色由苍白或青紫转红润；患者恢复心搏；患者恢复自主呼吸；患者出现反应，如瞳孔由大变小、眼球或手脚活动、开始呻吟等。

心肺复苏的终止指征：患者出现心肺复苏有效的指征；有专业急救人员接替抢救现场救护环境危险需转移。

（3）操作要点与注意事项

在进行心肺复苏前，务必确保自身安全，避免对服务对象或自己造成进一步伤害。

在进行胸部按压时，应确保按压位置准确、力度适中、频率稳定。避免过度按压或按压不足，以免影响复苏效果。

在进行口对口人工呼吸时，应注意保持服务对象气道开放，避免将气体吹入服务对象胃部。同时，应确保自己的呼吸卫生，避免交叉感染。

在进行心肺复苏时，应保持冷静、有序，遵循复苏流程。同时，要密切关注服务对象的生命体征变化，及时调整复苏措施。

通过掌握心肺复苏的基本步骤和操作要点，陪诊师可以在紧急情况下为服务对象提供及时、有效的急救措施，为挽救服务对象生命赢得宝贵时间。

2. 止血与包扎

在日常生活中，创伤是无法避免的一部分。无论是轻微的擦伤还是严重的出血，正确的初步处理都能有效地减少并发症，为后续的专业治疗打下良好的基础。

在急救过程中，掌握止血与包扎这两项技能非常重要。陪诊师应掌握不同部位出血的止血方法，如压迫止血、抬高止血等，以及正确的包扎技巧。

（1）止血方法

根据出血部位和情况的不同，止血方法也有所差异。常见的止血方法包括压迫止血、抬高止血和止血带止血等。

压迫止血适用于小面积、浅表的出血。使用干净的纱布或手帕等物品直接压迫在出血部位上，力度适中，持续压迫直到出血停止。

抬高止血适用于四肢出血。将出血部位抬高至心脏水平以上，利用重力作用减少出血量。

止血带止血适用于动脉出血或严重出血。在出血部位的近心端使用止血带或绷带进行捆扎，以阻断血流。但需注意，采取止血带止血要注意时间，定时放松（每30分钟放松3—5分钟），放松的时候采用压迫止血，避免因使用止血带过紧、过久，而造成组织损伤或坏死。

（2）包扎技巧

止血后，应对伤口进行包扎以防止感染。正确的包扎不仅可以固定敷料、减少污染，还能起到压迫止血、减轻疼痛的作用。在包扎时，应注意以下几点：

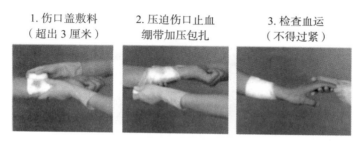

1. 伤口盖敷料　　　2. 压迫伤口止血　　　3. 检查血运
（超出3厘米）　　　绷带加压包扎　　　（不得过紧）

图 4-2　外伤包扎示意图

选择合适的敷料。根据伤口情况选择合适的敷料，如纱布、绷带等。确保敷料干净、无菌，避免加重感染。

包扎力度适中。包扎时力度要适中，既要固定好敷料，又要避免过紧造成血液循环障碍。

留出观察空间。包扎时留出适当的观察空间，以便观察伤口情况和及时发现异常情况。

（3）固定方法

对于骨折或关节脱臼等严重创伤，需要进行固定以防进一步损伤。可以使用夹板、三角巾等物品进行固定。固定时要保持伤处稳定，避免过度移动。

（4）注意事项

在进行创伤处理前，务必确保自身安全，避免对服务对象或自己造成进一步伤害。

对于严重创伤或出血不止的情况，应立即拨打急救电话并等待专业医疗人员到来。

在处理创伤时，要保持冷静、有序，遵循处理流程。同时，要密切关注服务对象的生命体征变化，及时调整处理措施。

掌握止血、包扎和固定技能对于陪诊师来说至关重要。在紧急情况下，陪诊师需要迅速判断出血情况，采取合适的止血和包扎措施，为服务对象提供及时的救助。同时，陪诊师还需要不断学习和实践，提高自己的急救技能水平，以更好地应对各种突发情况。

3. 呼吸道梗阻处理

呼吸道梗阻是一种常见的急症，可能导致服务对象呼吸困难甚至窒息。陪诊师在紧急情况下，应迅速识别并处理呼吸道梗阻，以保障服务对象的生命安全。

（1）呼吸道梗阻的常见原因

呼吸道梗阻可能由多种原因引起，包括异物误入气道、喉头水肿、分泌物阻塞等。陪诊师应了解这些常见原因，以便在紧急情况下迅速做出判断和处理。

（2）海姆立克急救法操作方法

海姆立克急救法是一种针对呼吸道异物梗阻的紧急处理方法。陪诊师应掌握该方法的基本步骤和注意事项，以便在紧急情况下为服务对象提供及时的救助。

识别梗阻症状。陪诊师应密切观察服务对象的呼吸状况，一旦发现服务对象出现呼吸困难、面色潮红或苍白、双手乱抓等梗阻症状，应立即采取急救措施。

实施海姆立克急救法（见图4-3）。对于成人，陪诊师应站在服务对象身后，双手环抱服务对象腰部，一手握拳，拇指顶住服务对象腹部，另一手握住握拳的手，向上快速冲击服务对象的腹部。对于儿童，陪诊师可将孩子抱起来，使其脸朝下，趴在膝盖上，然后用手拍击孩子两肩胛骨之间的背部。

持续观察与调整。在实施急救过程中，陪诊师应持续观察服务对象的反应和呼吸状况，如梗阻未解除，应重复进行急救操作，直到异物排出或服务对象能够正常呼吸。

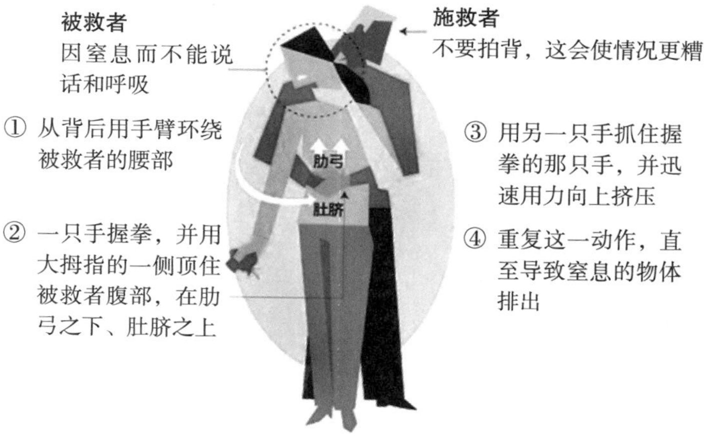

被救者
因窒息而不能说
话和呼吸

施救者
不要拍背，这会使情况更糟

① 从背后用手臂环绕
被救者的腰部

② 一只手握拳，并用
大拇指的一侧顶住
被救者腹部，在肋
弓之下、肚脐之上

③ 用另一只手抓住握
拳的那只手，并迅
速用力向上挤压

④ 重复这一动作，直
至导致窒息的物体
排出

肋弓

肚脐

图 4-3　海姆立克急救法示意图

请注意，海姆立克急救法是一种紧急处理方法，旨在为服务对象争取抢救时间。在急救过程中，陪诊师应保持冷静，迅速判断并采取适当的急救措施。同时，陪诊师还应及时寻求专业医疗人员的帮助，以确保服务对象得到及时有效地救治。

4. 中暑

中暑通常发生在高温、高湿的环境中，主要症状包括高热、头痛、恶心、呕吐、乏力等。处理中暑的关键在于迅速降低体温和补充水分。陪诊师应尽快将服务对象转移到阴凉通风的地方，解开紧身衣物，用湿毛巾擦拭身体以降低体温。同时，鼓励服务对象饮用含盐的清凉饮料，以补充体内流失的水分和电解质。

在处理中暑时，陪诊师应密切关注服务对象的病情变化，如症状持续加重或出现其他并发症，应及时寻求专业医疗人员的帮助。此外，陪诊师还应提醒服务对象和家属注意防范中暑的发生，如避免在高温中长时间停留等。

（三）急救流程与注意事项

1. 判断情况

在进行急救前，判断现场安全是首要任务。陪诊师需要快速评估现场环境，确认是否存在潜在的危险源，如火灾、交通事故等，以确保自身和服务对象的安全。同时，陪诊师还需判断服务对象的意识状态和伤情，以便采取适当的急救措施。

在判断情况的过程中，陪诊师应保持冷静和理智，不要被现场的混乱或紧急状况所影响。如果现场存在危险，陪诊师应立即报警或寻求其他人员的帮助，以确保现场得到妥善处理。

在确认现场安全后，陪诊师应迅速接近服务对象，观察服务对象的呼吸、心跳等生命体征，并根据服务对象的伤情采取相应的急救措施。在急救过程中，陪诊师应时刻关注服务对象的病情变化，如有需要，应及时调整急救方案或寻求专业医疗人员的帮助。

判断情况是急救流程中的关键一步，它关系到急救措施的有效性和服务对象的生命安全。陪诊师应掌握正确的判断方法，确保在紧急情况下能够迅速、准确地做出判断，为服务对象提供及时有效的救助。

2. 呼救

在判断情况并确认安全后，陪诊师应立即进行呼救，以便及时获得专业救援人员的帮助。呼救的方式可以是拨打急救电话，向附近的医疗机构或警察求助等。在呼救时，陪诊师应提供准确的现场描述、服务对象伤情以及所在位置等信息，以便救援人员能够迅速定位并赶到现场。

在呼救的同时，陪诊师应继续进行初步的急救措施，如心肺复苏、止血包扎等，以维持服务对象的生命体征。在等待救援人员到来的过程中，陪诊师应保持冷静和理智，不断观察服务对象的病情变化，并根据需要调整急救方案。

需要注意的是，呼救是急救流程中不可或缺的一环。通过及时呼救，陪诊师可以确保服务对象得到专业的医疗救治，提高救治的成功率。因此，陪诊师应熟悉呼救的方式和流程，并在紧急情况下能够迅速、准确地进行呼救。

3. 保持冷静

在紧急情况下，保持冷静和镇定对于陪诊师来说至关重要。冷静可以帮助陪诊师更好地分析情况，采取正确的急救措施，并在与服务对象和救援人员沟通时保持清晰和准确。

保持冷静的方法包括深呼吸、集中注意力、避免过度焦虑或恐慌等。陪诊师可以通过平时的学习和实践，提高自己的心理素质和应对能力，以便在紧急情况下能够迅速调整自己的状态，保持冷静和镇定。

在保持冷静的同时，陪诊师还应不断观察服务对象的病情变化，并根据需要调整急救方案。如果情况恶化或自己无法处理，应及时向专业救援人员求助，确保服务对象得到及时有效地救治。

在急救流程中，判断情况、呼救和保持冷静是三个关键步骤。陪诊师应掌握正确的判断方法和呼救技巧，并在紧急情况下能够保持冷静和镇定，以便更好地应对和处理各种突发状况，为服务对象提供及时有效的救助。

（四）急救设备与工具

1. 急救箱

急救箱是急救现场必备的重要工具之一，它包含了进行初步急救所需的基本物品和药品。

常见的急救箱通常包括消毒液、绷带、急救药品等物品。消毒液用于清洁和消毒伤口，以减少感染的风险；绷带则用于包扎伤口，控制出血和防止污染；急救药品包括平喘气雾剂、抗过敏药等，用于应对服务对象可能出现的不适症状。

陪诊师应熟悉急救箱内的每种物品及其用途，并在平时的学习中掌握正确的使用方法和注意事项。在紧急情况下，陪诊师应能够快速找到所需的物品，并正确、安全地使用它们，为服务对象提供及时有效的急救措施。

急救箱的定期检查和维护也是非常重要的。陪诊师应定期检查急救箱内的物品是否齐全、是否过期，并及时补充或更换。这样可以确保在紧急情况下，急救箱内的物品能够正常使用，为服务对象的救治提供有力保障。

2. 急救设备

自动体外除颤器（Automated External Defibrillator，AED）是一种非常重要且常用的急救设备。AED 能够自动分析服务对象的心电活动，并在必要时进行电击除颤，帮助恢复服务对象的心脏正常节律。

陪诊师应熟悉 AED 的使用方法，包括如何正确打开设备、如何粘贴电极片、如何分析服务对象的心电活动以及如何进行电击除颤等步骤。此外，陪诊师还应了解 AED 的适用范围和注意事项，以确保在紧急情况下能够正确、安全地使用 AED 进行急救。

除了 AED 外，还有其他一些急救设备也值得陪诊师关注和学习，如心肺复苏机、氧气瓶等。这些设备在特定情况下能够为服务对象提供及时的救治，减轻他们的痛苦。

三、院感相关知识

（一）医院感染概述

医院感染，也称医院获得性感染或院内感染，是指在医院这一特殊环境中发生的感染现象。它涵盖了患者在住院期间发生的感染，以及在医院内获得但出院后发生的感染。值得注意的是，入院前已存在的或入院时处于潜伏期的感染并不被纳入医院感染的范畴。此外，医院工作人员在医院内因工作原因而获得的感染同样属于医院感染。

医院感染可能由多种因素引起，包括患者的健康状况、医院卫生和医疗操作过程中无菌技术等。因此，预防和控制医院感染是医院管理的重要任务之一。

（二）院感控制的重要性

院感控制对保护患者生命至关重要。在医院环境中，患者通常处于身体虚弱、免疫力低下的状态，容易受到各种病原体的侵袭。院感控制对于保障患者安全、提高医疗质量和医院形象具有重要意义。陪诊师作为医院服务的重要一环，应当重视院感知识的学习和掌握，为患者的安全和健康保驾护航。

（三）院感的主要类型及预防措施

1. 呼吸道感染

呼吸道感染主要表现为发热、咳嗽、咳痰、呼吸困难等症状。为了有效预防呼吸道感染，我们需要采取以下措施：

首先，加强病房通风换气，保持室内空气新鲜。病房内应定期开窗通风，保持空气流通，减少空气中的细菌、病毒等微生物的滋生和传播。同时，可以使用空气净化器等设备，进一步提高室内空气质量。

其次，患者应注意保暖，避免受凉。根据季节和气温变化，患者应及时增减衣物，保持适宜的体温。同时，医护人员应关注患者的保暖需求，提供必要的保暖措施，如提供绒毯、热水袋等。

再次，陪诊师在协助医护人员进行操作时，要严格执行手卫生制度。手是传播病菌的主要途径之一，因此医护人员在进行任何与患者接触的操作前，都必须彻底清洁和消毒双手。包括使用肥皂和流动水洗手、使用含酒精的手消毒剂，确保双手无菌。此外，应避免与患者直接接触，如必须使用手接触时，应穿戴无菌手套，以降低交叉感染的风险。

此外，患者的家属和探访者也应了解并遵守医院规定，比如按时探视，不随意进出病房或触摸医疗设备等，以降低感染风险。

2. 手术部位感染

手术部位感染可能发生在手术切口部位或邻近组织，严重影响患者的康复进程。为了有效预防手术部位感染，需要采取以下关键措施：

首先，加强手术室消毒灭菌管理至关重要。手术室需定期彻底清洁消毒，维持无菌状态。手术器械、敷料等物品在使用前必须经过严格的消毒处理，确保无菌状态。此外，手术室应保持良好通风，减少空气中的微生物。

其次，医护人员在手术中应严格遵守无菌操作规范。这包括穿戴无菌手术衣、戴无菌手套、使用无菌器械等。医护人员还应注意个人卫生，避免将病菌带入手术室。在手术过程中，医护人员应尽量减少手术部位的暴露时间，以降低感染风险。

此外，术后护理也是预防手术部位感染的重要环节。术后应密切关注患者的手术部位情况，定期更换敷料，保持伤口清洁干燥。如发现伤口红肿、疼痛、渗出等异常情况，应及时通知医生进行处理。同时，医护人员应向患者及家属普及术后护理知识，增强他们的防范意识。

3. 泌尿系统感染

泌尿系统感染通常累及尿道、膀胱、肾盂等部位。为预防泌尿系统感染，我们需要采取以下关键措施：

首先，要确保导尿管通畅。导尿管在使用过程中应避免受压、扭曲或折叠，以确保尿液能够顺畅流出。同时，陪诊师在陪诊过程中、医护人员在日常护理中应定期检查导尿管的通畅性，及时发现并处理可能出现的堵塞或脱落等问题。

其次，要定期更换导尿管和引流袋。导尿管和引流袋作为直接与尿液接触的医疗器械，容易滋生细菌并导致感染。因此，应根据患者的具体情况和医生的建议，定期更换导尿管和引流袋，以降低感染发生率。此外，在转运患者的时候，需注意夹闭尿管，防止尿袋过高，导致尿液逆流，引发感染。

4. 胃肠道感染

胃肠道感染常由细菌、病毒等引起，可导致患者出现腹泻、呕吐、腹痛等症状。为了有效预防胃肠道感染，我们需要采取以下关键措施：

首先，加强饮食卫生管理至关重要。医院应确保患者饮食的卫生安全，避免食物受到污染。食材应新鲜、清洁，烹饪过程应符合卫生要求。同时，医护人员和食堂工作人员应定期接受食品安全培训，增强食品安全意识。

其次，严格执行餐具消毒制度也是预防胃肠道感染的重要措施。餐具应在使用前进行彻底清洗和消毒，确保无菌状态。消毒过程中，应使用合适的消毒剂和方法，确保消毒效果。同时，餐具的存放环境应保持干燥、清洁，避免二次污染。

此外，医护人员在进行操作时，应注意手卫生。手是传播病菌的主要途径之一，因此医护人员在接触患者或处理食物前，应彻底清洁和消毒双手。这包括使用肥皂和流动水洗手，或使用含酒精的手消毒剂。

（四）手卫生

手卫生是降低医院感染风险的基础措施，对于降低感染风险至关重要。陪诊师作为接触服务对象的重要人员，应掌握正确的洗手方法，并在特定时刻严格执行。

首先，正确的洗手方法包括湿洗法和干洗法。湿洗法需要使用流动水和肥皂，按照规范的步骤进行洗手（见图4-4），确保双手的每个部位都得到充分的清洁。干洗法则是在没有水源的情况下，使用含有有效杀菌成分的洗手液或手消毒剂进行清洁。陪诊师应根据实际情况选择合适的洗手方法。

洗手温馨提示：

洗手在流水下进行，取下手上的饰物及手表，卷袖至前臂中段，如手有裂口，要用防水胶布盖严，打开水龙头，湿润双手。搓手步骤如图，每个步骤至少搓擦五次，双手搓擦不少于10—15秒钟。双手稍低置，流水由手腕、手、至指点尖冲洗，然后擦干。

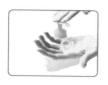

取适量洗手液
于掌心

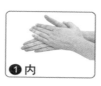

❶内
掌心对掌心揉搓

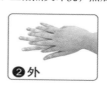

❷外
手指交叉，
掌心对手背揉搓

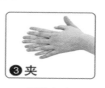

❸夹
手指交叉，
掌心对掌心揉搓

❹弓
双手互握，
相互揉搓指背

❺大
拇指在掌中
转动揉搓

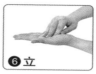

❻立
指尖在掌心揉搓

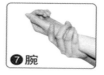

❼腕
旋转揉搓腕部
直至肘部

图4-4　七步洗手法示意图

其次，陪诊师需要在特定时刻严格执行手卫生。如接触服务对象前后、进行无菌操作前及处理服务对象体液或排泄物后等。在接触服务对象前，陪诊师应清洁双手，以减少将外界病菌带入病房的风险。在接触服务对象后，特别是在处理服务对象体液或排泄物后，陪诊师应立即洗手，避免病菌传播。

此外，陪诊师还应注重手卫生的持续性和规范性。同时，陪诊师还应定期接受手卫生培训，了解最新的洗手方法和要求，确保手卫生的有效性。

（五）消毒隔离

消毒隔离是预防医院感染的重要措施之一，通过杀灭或去除环境中的病原微生物，切断传播途径，保护服务对象和医护人员的健康。

首先，了解消毒剂的种类及其正确使用方法和注意事项至关重要。常用的消毒剂包括含氯消毒剂、酒精、过氧化氢等。每种消毒剂都有其特定的用途和注意事项，例如，含氯消毒剂对金属有腐蚀性，使用时应正确稀释并控制接触时间；酒精易燃易爆，应存放在阴凉处，远离火源。因此，在选择和使用消毒剂时，应根据实际情况和需求，遵循产品说明和操作规程。

其次，掌握隔离技术的操作要点同样重要。隔离技术包括穿戴适当的防护装备和正确处理污染物等。在接触服务对象或处理污染物时，应穿戴如手套、口罩、防护服等，以减少病原体的传播。同时，污染物的处理应遵循分类收集、安全运输、无害化处理的原则，防止二次污染。

此外，医院还应建立和完善消毒隔离制度和监测体系。定期对医院环境、医疗设备和医护人员进行消毒效果监测和评估，确保消毒隔离措施的有效性。同时，加强对医护人员的培训和教育，提升他们的消毒隔离意识和技能水平。

四、体位转移技巧

（一）体位转移的重要性

体位转移是指将服务对象从一个位置安全、舒适地转移到另一个位置的过程。对于陪诊师而言，体位转移是日常生活中不可或缺的技能，掌握正确的体位转移技巧至关重要，这不仅关乎服务对象的安全和舒适度，还能有效减少潜在的风险和伤害。

体位转移对于服务对象的康复和舒适度具有重要影响。对于长期卧床或行动不便的服务对象而言，恰当的体位转移可预防长时间固定姿势的不适和肌肉疲劳。通过协助服务对象进行体位转移，陪诊师可以促进服务对象的血液循环，减轻疼痛，提高生活质量。

体位转移可降低服务对象跌倒或滑倒的风险。陪诊师在转移服务对象时，应始终保持警惕，注意环境安全，确保转移过程稳定安全。同时，陪诊师应依据服务对象的身体状况和需求，选择最合适的转移方法和工具，以最大限度降低风险。

（二）常见的体位转移技巧

1. 从床到椅的转移

从床到椅的转移是日常生活中常见的体位转移需求，对于行动不便或需要辅助的服务对象来说尤为重要。陪诊师在协助服务对象进行这一转移时，需要遵循以下步骤：

首先，陪诊师应调整床和椅子的距离以确保服务对象能够轻松地从床上坐起并转移到椅子上。同时，检查椅子稳固和舒适，确保服务对象坐的稳定和舒适。

其次，陪诊师应协助服务对象从床上坐起。这可以通过将服务对象的双手放在床边，然后用双手扶住服务对象的腰部或手臂来完成。在扶起服务对象的过程中，陪诊师应确保动作轻柔、稳定，避免对服务对象造成不适或伤害。

　　服务对象坐起后，陪诊师应帮助其双脚平放在地面。可以通过轻轻抬起服务对象的双腿，然后将其放在地面上来完成。在这一过程中，陪诊师应注意保持服务对象的身体平衡，避免服务对象因失去平衡而摔倒。

　　最后，陪诊师应使用正确姿势和适当力度协助服务对象站立并转移到椅子上。陪诊师可以站在服务对象的侧面或后面，用双手扶住服务对象的腰部或手臂，然后轻轻向前推或向后拉，以帮助服务对象完成转移。在转移过程中，陪诊师应保持稳定的姿势，并根据服务对象的需要调整力量的大小。

　　通过掌握从床到椅的转移技巧，陪诊师能够更好地协助服务对象完成日常生活中的体位转移需求，提高服务对象的生活质量。同时，这也有助于提升陪诊师的专业素养和服务质量，赢得服务对象和家属的信任和尊重。

　　从床到椅的转移是陪诊师需要掌握的重要体位转移技巧之一。通过遵循正确的步骤和注意事项，陪诊师可以帮助服务对象安全、舒适地完成这一转移过程。

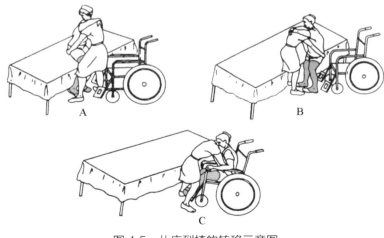

图 4-5　从床到椅的转移示意图

2. 从椅到床的转移

与从床到椅的转移相反，从椅到床的转移需要陪诊师稳定地支撑服务对象，确保他们在转移过程中保持平衡。

从椅到床的转移是另一个常见的体位转移需求，陪诊师需要掌握这一技巧，以便在需要时协助服务对象顺利完成。具体操作如下。

首先，陪诊师需要确保床的位置合适，并与椅子保持适当的距离，方便服务对象顺利地从椅子上站起，并安全地走到床边。

其次，陪诊师应站在服务对象的侧面或后方，用双手稳定地扶住服务对象的腰部或手臂。这样可以提供必要的支撑，防止服务对象在转移过程中失去平衡或摔倒。

最后，在服务对象走到床边并准备坐下时，陪诊师应继续提供稳定的支撑，确保服务对象能够平稳地坐下。如果服务对象需要额外的帮助，陪诊师可以轻轻地帮助服务对象调整身体位置，使其舒适地躺在床上。

在整个转移过程中，陪诊师需要保持与服务对象的沟通，询问他们的感受和需求，并根据实际情况进行调整。同时，陪诊师还应关注服务对象的安全，确保在整个转移过程中服务对象不会受到任何伤害。

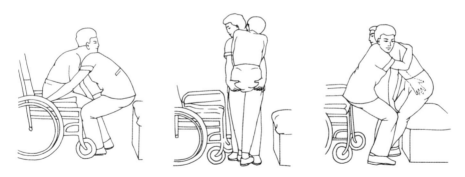

图 4-6　从椅到床的转移示意图

3. 侧卧与仰卧之间的转移

帮助服务对象从侧卧位变为仰卧位，或反之。这通常需要陪诊师稳定地支撑服务对象的背部和臀部，然后轻轻转动。

侧卧与仰卧之间的转移是陪诊师在陪诊过程中需要掌握的另一种重要体位转移技巧。这种转移通常发生在服务对象需要更换体位或者进行身体检查时。

在进行侧卧与仰卧之间的转移时，陪诊师首先需要确保服务对象的身体处于稳定状态，避免在转移过程中发生意外。同时，陪诊师需要稳定地支撑服务对象的背部和臀部，以便在转移过程中提供必要的支持和保护。

具体操作步骤如下：首先，陪诊师站在服务对象的侧面，双手放在服务对象的背部和臀部，保持稳定。然后，陪诊师轻轻推动服务对象的身体，使其从侧卧位变为仰卧位，或者从仰卧位变为侧卧位。在转移过程中，陪诊师需要密切关注服务对象的反应，确保服务对象感到舒适和安全。

需要注意的是，侧卧与仰卧之间的转移需要考虑到服务对象的身体状况和转移需求。对于某些身体较为虚弱或者行动不便的服务对象，陪诊师需要采用更为缓慢和轻柔的转移方式，以确保服务对象的安全和舒适。

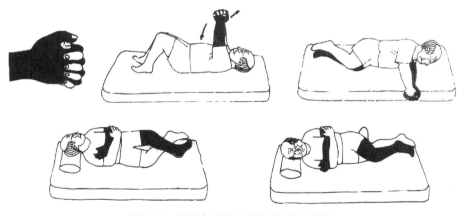

图 4-7　侧卧与仰卧之间的转移示意图

（三）体位转移时的注意事项

1. 安全优先

安全是体位转移过程中最重要的考虑因素。陪诊师在进行体位转移时，必须始终将服务对象的安全放在首位，确保在整个转移过程中服务对象不会受到伤害。

首先，陪诊师全面评估服务对象的身体状况，了解服务对象的行动能力和疼痛程度等信息，以确定最适合服务对象的转移方式和步骤。对于体弱或行动不便的服务对象，陪诊师需采用更温和的转移方式，避免造成服务对象不适或伤害。

其次，陪诊师需确保转移环境安全。在转移前，陪诊师需要检查转移路径，确保畅通无阻，清除障碍物或杂物，避免影响转移。同时，陪诊师还需要确保使用的设备或工具安全可靠，如轮椅、床等，防止意外发生。

在转移过程中，陪诊师需要保持稳定和平衡的姿势，以提供足够的支撑和保护。同时，关注服务对象的反应和状况，适时调整转移方式和步骤，确保服务对象感到舒适和安全。

此外，陪诊师还要避免突然动作或过度力量，以防服务对象不适或受伤。在转移过程中，陪诊师应该使用适当的力量，以保持稳定和舒适，同时避免对服务对象造成额外的压力或伤害。

2. 尊重服务对象意愿

在进行体位转移时，尊重服务对象的意愿和舒适度极为重要。陪诊师需要始终将服务对象的需求和感受放在首位，避免强迫服务对象进行不舒服的动作或姿势。

首先，陪诊师需要在转移前与服务对象充分沟通，了解其想法和意愿。这包括询问服务对象是否愿意进行体位转移、是否感到疼痛或不适，以及是否有任何特定的需求或要求。通过有效的沟通，陪诊师可以更好地理解服务对象的需求，从而制定出更符合服务对象意愿的转移方案。

其次，陪诊师需要在转移过程中密切关注服务对象的反应和舒适度。若服务对象感到不适或疼痛，陪诊师应立即停止转移，进一步沟通以找到解决方案。同时，陪诊师还需要根据服务对象的实际情况和身体状况，灵活调整转移方式和步骤，以确保服务对象在整个过程中感到舒适和满意。

同时，陪诊师应以礼貌和尊重的态度对待服务对象，避免伤害其自尊心。

3. 保护隐私

保护服务对象的隐私在体位转移中至关重要。陪诊师需要时刻关注服务对象的身体暴露情况，避免不必要的暴露，以维护服务对象的尊严和隐私。

首先，陪诊师应该选择适当的转移地点和方式，尽量避免在公共场所或人员密集的地方进行体位转移。如果必须在这些场所进行转移，陪诊师应该使用屏风、帘子等物品遮挡服务对象的身体，以减少暴露。

其次，陪诊师在转移过程中应尽量减少身体接触，避免非必要的触碰。如果需要接触服务对象的身体，陪诊师应该使用轻柔的手法，避免给服务对象带来不适或尴尬。

此外，陪诊师应注意言行，避免在转移过程中谈论与服务对象隐私相关的话题，以免给服务对象带来不必要的困扰或伤害。

（四）用于体位转移的辅助设备

1. 轮椅

轮椅是专为行动不便的服务对象设计的辅助设备，它可以帮助服务对象轻松地在不同地点之间移动。

陪诊师需要先检查轮椅的状况，确保轮子、扶手、安全带等部件完好且功能正常。使用前，陪诊师需根据服务对象的身高、体重调整轮椅，以确保舒适坐姿。

协助服务对象上下轮椅时，陪诊师需保持姿势稳定，运用正确转移技巧。若需抬身，陪诊师可用双手托住服务对象的腋下或腰部，协助其平稳地转移至轮椅。该过程中，陪诊师需要确保轮椅的安全固定，避免转移中发生意外。

在推动轮椅时，陪诊师需要保持适当的速度和方向，避免过快或过慢导致服务对象不适。同时，陪诊师还需要时刻关注服务对象的反应和状况，及时调整轮椅的高度、速度和方向，以满足服务对象的需求。

此外，陪诊师还需要注意轮椅的清洁和维护，定期清洁轮椅，以减少细菌滋生并降低交叉感染的风险。

2. 位板

位板是一种用于辅助体位转移的设备，它可以帮助陪诊师更容易地移动服务对象，特别是在床上或椅子上进行转移时。位板通常呈长方形，表面平坦，具有足够的承重能力和稳定性。

在使用位板进行体位转移时，陪诊师首先需要确保其干净、整洁且无损，并根据服务对象的体型和舒适度调整位板位置和角度。然后，陪诊师将位板置于服务对象身体下方，确保紧密贴合，避免转移中滑动或移位。

接下来，陪诊师应平稳地将服务对象移动到位板上，必要时使用适当工具。在这个过程中，陪诊师需保持稳定姿势，运用正确的转移技巧，避免造成服务对象不适或伤害。同时，陪诊师还需要时刻关注服务对象的反应和状况，确保转移过程的安全和舒适。

一旦服务对象被安全地放置在位板上，陪诊师可以轻轻推动位板，将服务对象移动至目的地。在推动位板的过程中，陪诊师需要保持位板的稳定，避免颠簸或倾斜，确保服务对象的安全和舒适。

使用位板进行体位转移可以减少陪诊师的体力消耗，并提高转移效率。此外，使用位板进行转移还可以减轻服务对象的心理压力，使他们感到更加安全和舒适。

然而，需要注意的是，位板不适用于所有的体位转移类型。在使用位板时，陪诊师需根据服务对象情况和需求进行评估，并遵循医生的建议和指导。同时，陪诊师还需定期清洁消毒位板，以保持卫生。

五、职业健康保护

（一）职业健康保护的重要性

陪诊师作为一个职业，其工作性质决定了他们经常需要面临各种健康风险。因此，了解并采取职业健康保护措施对于陪诊师来说至关重要。这不仅可以保护其身体健康，还能确保他们以最佳状态提供高质量的陪诊服务。

维护个人健康。陪诊师需要长时间站立、走动，甚至需要搬运服务对象，易导致肌肉疲劳、关节损伤等身体问题。采取适当的职业健康保护措施，如合理安排工作和使用防护装备等，可以有效减轻身体负担，降低职业伤害风险。

提高工作效率。良好的职业健康状态有助于陪诊师保持精力充沛，提升工作效率。当陪诊师身体状态良好时，他们能够更好地应对工作中的挑战，为服务对象提供更加专业、周到的服务。

保障服务对象安全。陪诊师的工作直接关系到服务对象的安全和舒适。若陪诊师因为健康问题无法胜任工作，可能使服务对象遭遇意外或不适。因此，陪诊师的职业健康保护不仅是对自己负责，也是对服务对象负责。

提升职业形象。注重职业健康保护的陪诊师，在工作中会展现出更加专业、自信的形象，赢得服务对象和家属的信任和尊重。这有助于提升陪诊师的职业声誉，促进陪诊行业的健康发展。

（二）常见的职业健康风险及预防措施

1. 感染性疾病

感染性疾病是陪诊师在工作中面临的主要健康风险之一。由于陪诊师经常接触患有各种感染性疾病的服务对象，因此必须时刻保持警惕，采取有效的防护措施来降低感染风险。

（1）了解常见感染性疾病的传播途径和症状

陪诊师需要了解常见感染性疾病的传播途径和症状，以便及时采取防护措施。例如，呼吸道感染、消化道感染等是常见的感染性疾病，陪诊师应该了解这些疾病的传播途径，如飞沫传播、接触传播等，并学会识别相关症状，如发热、咳嗽、腹泻等。

（2）采取严格的个人防护措施

陪诊师在工作中必须采取严格的个人防护措施，包括正确佩戴口罩、手套等防护用品，勤洗手，避免直接接触服务对象的体液和分泌物等。此外，陪诊师还需要注意个人卫生，保持环境清洁，定期对工作场所进行消毒处理。

（3）遵守感染控制规定和流程

陪诊师需要严格遵守感染控制规定，正确穿戴和脱卸防护用品、正确处理医疗废物等。同时，陪诊师还需要配合医院和相关部门进行感染控制培训和演练，增强自己的感染控制意识和能力。

（4）及时报告和处理疑似感染情况

陪诊师在工作中出现疑似感染症状或接触可能感染的服务对象时，应立即向医院相关部门报告，并遵循流程进行处理。这有助于及时发现和控制感染源，保护服务对象和陪诊师的健康安全。

2. 肌肉骨骼损伤

肌肉骨骼损伤是陪诊师工作中常见的职业健康风险之一。陪诊师因工作需要频繁移动和抬举患者，可能导致肌肉拉伤、扭伤，甚至骨骼损伤。为了有效预防肌肉骨骼损伤，陪诊师可以采取以下措施：

（1）学习并掌握节力移动的原则和方法

节力移动的八大原则包括：扩大基底面、重心靠近、水平移动、重心降低、利用大肌肉群、减少摩擦、肩与腰平行、杠杆原理。陪诊师应学习并掌握正确的体位转移技巧，在转移服务对象的过程中充分利用节力移动的原则，以减少肌肉的受力，降低损伤的风险。

（2）合理安排工作时间和休息时间

长时间连续工作容易导致肌肉疲劳和骨骼损伤。因此，陪诊师应该合理安排工作时间和休息时间，避免长时间保持同一姿势或过度用力。在休息时，可以适当进行一些伸展运动或放松练习，以缓解肌肉疲劳和预防损伤。

（3）使用合适的辅助工具和设备

在工作中，陪诊师还可以使用一些辅助工具和设备来减轻肌肉和骨骼的负担。例如，可以使用担架、轮椅等设备来移动服务对象，或者使用护腰、护膝等防护用品来保护身体关键部位。这些工具和设备可以有效降低肌肉骨骼损伤的风险。

（4）关注身体状况，及时就医

陪诊师应关注自身身体状况，发现肌肉疼痛或肿胀、活动受限等症状时，应及时就医。医生会根据具体情况给出相应的治疗建议，帮助陪诊师尽快恢复健康。

3. 心理压力

陪诊师的工作往往伴随高度心理压力。他们不仅需要应对各种紧急情况，还需要面对服务对象的痛苦和情绪波动。这种持续的压力可能导致陪诊师出现焦虑、抑郁等心理问题，影响其身心健康。因此，陪诊师需采取措施缓解心理压力，维持身心健康。

（1）学习有效的应对策略

陪诊师可以通过学习一些有效的应对策略来缓解心理压力。例如，深呼吸、放松训练等技巧有助于陪诊师在紧张的工作环境中保持冷静。此外，陪诊师还可以尝试与家人、朋友或同事分享自己的感受和经历，以获得情感支持和理解。

（2）定期进行心理健康检查

陪诊师应该定期进行心理健康检查，以便及时发现并处理心理问题。如评估自己的情绪状态、睡眠质量及注意力集中度等。若发现存在心理问题或情绪波动较大，应寻求专业咨询。

（3）保持良好的工作与生活平衡

陪诊师需保持工作与生活平衡，避免过度工作，关注个人生活和兴趣爱好。适当的休息和放松有助于陪诊师缓解压力，提高工作效率。

（三）个人防护用品的使用与注意事项

在陪诊师的工作中，正确使用个人防护用品是确保自身安全、减少职业健康风险的关键环节。

1. 口罩的使用与注意事项

口罩是陪诊师在工作中常用的个人防护用品。选择合适型号，确保口罩紧贴面部，能有效过滤空气中的细菌、病毒等有害物质。佩戴前，应清洁双手，按照正确方法操作。同时，应定期更换口罩，避免长时间使用同一口罩。此外，在取下口罩时应避免触摸口罩外部，以免污染手部。

2. **手套的使用与注意事项**

手套能够保护双手免受污染和伤害，在接触服务对象或处理污染物时，陪诊师应佩戴手套。选择合适尺寸的手套，确保能够紧密贴合手部，且操作灵活。在佩戴手套前，应清洁双手，并按照正确的佩戴方法进行操作。手套应一次性使用，避免重复使用。在取下手套后，应立即清洁双手，避免污染。

3. **防护服的使用与注意事项**

防护服可提供全面防护，降低感染风险。陪诊师应选择符合标准的防护服，以确保其有足够的防护性能。在穿脱防护服时，应遵循正确程序，保持防护服的完整性和密封性。同时，防护服应定期清洗和消毒，以保持其防护性能。

除上述用品外，陪诊师还可能使用护目镜、鞋套等其他防护用品。在使用这些用品时，同样需要遵循正确的佩戴方法和注意事项。

（四）健康监测与体检

作为医疗服务的辅助人员，陪诊师可能会面临多种健康风险。因此，定期进行健康监测和体检对陪诊师至关重要。这不仅有助于他们及时发现并处理潜在的健康问题，还能确保他们能够以最佳状态提供优质服务。

1. **健康监测的重要性与日常观察**

健康监测是陪诊师自我保护的关键。通过日常观察自己是否出现不适症状或异常体征，陪诊师可及时发现并干预身体不适。常见的观察内容包括体温、心率、呼吸等生命体征的变化，以及皮肤、眼睛、耳朵等部位的异常情况。

2. **定期体检的必要性及项目选择**

除日常观察外，陪诊师需定期进行全面的身体检查。体检可以帮助陪诊师全面了解自己的身体状况，发现并预防治疗潜在健康风险，并采取相应的措施进行预防和治疗。在选择体检项目时，陪诊师应根据自己的年龄、性别、职业特点等因素进行综合考虑，选择适合检查项目。

在体检过程中，陪诊师应如实向医生反映自己的身体状况和既往病史，以便医生能够准确地评估和诊断。同时，陪诊师还应关注体检结果，对于发现的异常指标或疾病，应及时就医并遵医嘱治疗。

3. 健康监测与体检结果的跟踪与反馈

陪诊师在完成健康监测和体检后，应及时跟踪并了解检查结果。对于发现的问题或异常，应及时就医并寻求专业建议，并将结果记录在个人健康档案中，供日后参考对比。

此外，陪诊师可与同事或朋友分享健康监测和体检经验，以共同提高健康意识和自我保护能力。

第五章

陪诊案例

一、案例1　陪同就医

张阿姨，78岁，独居，双下肢乏力，助行器使用中，糖尿病病史 8 年，近期血糖持续升高，偶有头晕不适，女儿在陪诊平台下单，申请 3 天后某医院内分泌科陪同就诊。

（一）案例分析

1. 背景

本次无家属陪同就诊，此次就诊的医疗机构为某医院内分泌科，已完成网上预约。就诊主要诉求是针对近期血糖升高，进行药物调整。

2. 客户信息

张阿姨，女，78岁，独居，能正常交流，自理能力尚可，能使用智能设备及打车软件，脑梗死病史 5 年，未有明显的后遗症，但双下肢乏力，在家使用助行器，长时间外出需使用轮椅。有糖尿病病史 8 年，日常口服二甲双胍、格列美脲控制血糖，近期监测血糖偏高，偶有头晕不适，无其他慢性疾病。

（二）服务要点

陪诊服务的全流程，充当"临时家人"。

注重张阿姨行走安全，避免跌倒；合理安排检查项目，避免低血糖发生。

合理安排就医路线，尽量减少张阿姨移动。

做好医嘱、饮食指导、健康宣教及药物服用方法的记录并交予张阿姨，同时与张阿姨女儿做好沟通。

（三）服务内容及流程

1. 诊前服务

（1）陪诊服务风险信息收集

跌倒风险：张阿姨有自主行为能力，有糖尿病及脑梗死病史，目前仅服用降糖药，双下肢乏力，使用助行器辅助行走，根据《陪诊服务风险信息收集》表评估，故跌倒风险属于低风险。

疾病突发风险：张阿姨属于疾病稳定期，情绪平稳，但口服降糖药，有发生低血糖的风险，根据《陪诊服务风险信息收集》表，故疾病突发风险属于低风险。

（2）双方协商，制定陪诊服务方案

确认张阿姨的基本信息及就诊医疗机构；

询问此次就医的主要主诉：血糖升高，用药咨询；

询问既往史：脑梗死病史 5 年，糖尿病病史 8 年；

用药史：口服降糖药；

见面时间地点：就诊当天 7:30 某医院东院 1 号门；

离别地点：某医院东院 1 号门，协助张阿姨打车；

交通工具：出租车；

辅具租赁：轮椅。

（3）签订《陪诊服务协议》

与张阿姨签订《陪诊服务协议》，填写《陪诊服务保险》个人信息，并购买单次服务保险。

（4）就诊前一天

再次与张阿姨联系，提醒张阿姨整理就诊相关资料，包括以往病历、检查报告单、近期血糖检测记录、身份证、医保卡、个人物品（小点心、水等），并做好空腹血糖检查前的准备工作，晚上8点后禁食禁水，空腹8小时。

（5）就诊当天

提前1小时到达某医院东院，熟悉某医院门诊的布局，了解预检台、挂号缴费处的位置，熟悉从挂号处至内分泌科候诊区及诊室的最佳路线，了解楼层卫生间、开水房的位置。

提前到达约定地点等待张阿姨，接到张阿姨后，自我介绍，并出示相关证件，确认是否带齐就诊相关资料，核对后保管张阿姨随身携带的物品及就诊资料，一起抵达医院诊疗区。

2. 诊中服务

协助张阿姨完成轮椅租赁，并安全使用轮椅，抵达预检处，陪同完成预检，使用自助挂号机完成挂号、缴费。

按照既定的路线到达内分泌科候诊区，安排张阿姨在候诊区休息，陪诊师在签到机上完成签到，排队等候应诊；候诊期间，与张阿姨进行交流，引导张阿姨梳理与医生交流的相关就诊信息，并做好记录；随时观察其有无异常症状和反应；协助如厕、饮水等需求服务。

陪同张阿姨进入诊室，在张阿姨表达困难时，应协助张阿姨与医生进行交流沟通，交流内容应得到张阿姨的认同。

安排张阿姨在休息区休息，完成缴费；以家属的身份按照医嘱协助张阿姨完成检查，合理安排检查顺序，优先空腹项目；空腹项目检查完成后，协助张阿姨进食。

领取检查报告单后，陪同张阿姨返回诊室复诊，准确记录诊治建议、复诊时间及相关注意事项。

再次安排张阿姨在休息区休息，完成缴费。陪同取药时应按照处方核对药品名称、有效期限、品种规格、用药途径、用药频次和注意事项，以图片或文字形式提供给张阿姨。

张阿姨看诊结束后，整理汇总张阿姨的病历记录、检查报告、医生诊治建议及结算票据等原始资料。

3. 诊后服务

归还租借的轮椅，并结算费用。

陪同张阿姨离开诊疗区送至某医院东院 1 号门，向张阿姨转达医嘱与服药等注意事项，告知复诊时间；移交病历、医保 / 就诊卡、药品以及结算票据等物品，并在陪诊服务清单上签字确认。

协助张阿姨使用打车软件打车，并送至上车。

电话联系张阿姨女儿，如实转达张阿姨就诊结果、重要医嘱与服药等注意事项，告知复诊时间。

陪诊服务结束后 48 小时内进行回访，回访内容应包括但不限于陪诊服务质量评估、陪诊服务需求评估、陪诊服务改进建议、陪诊服务满意度评价。

（四）服务评价与总结

1. 服务评价

服务效率：陪诊师能够快速准确地完成各项任务，节省了张阿姨的时间。

服务态度：陪诊师在陪同就医服务中，体现出耐心、细心，帮助张阿姨安全地使用轮椅。

专业能力：陪诊师具备一定的医学知识和沟通技巧，协助张阿姨与医生沟通，确保张阿姨了解治疗方案。

服务质量：陪诊服务涵盖了从挂号到就诊、检查、取药等全过程，为张阿姨提供了便捷的一站式服务。

陪诊服务结束后 24 小时内，陪诊师应将陪诊档案所需资料进行收集、整理、补充、完善并归档。

陪诊服务结束后 48 小时内电话回访，告知张阿姨领取报告的时间及方式；主动询问张阿姨对于此次陪诊服务的意见及建议。

2. 总结

此次陪诊服务提升了张阿姨的就医体验，减少其就医过程中的困难和不便。在陪同就医的过程中，张阿姨应始终在陪诊师的视线范围内的休息区休息、等候。陪诊服务应尊重患者，保护患者隐私。

二、案例 2 陪同体检

张先生，68 岁，通过陪诊平台下单，申请 3 天后在陪诊师的陪同下前往某体检中心体检。

（一）案例分析

1. 背景

儿子因临时出差，不能陪同张先生体检，故在陪诊平台下单，申请陪诊师陪同体检。

2. 客户信息

张先生，68 岁，有冠心病病史，暂未规律服用药物治疗，偶有心慌，日常生活不受影响。

（二）服务要点

体检前饮食、着装提醒。

合理安排体检项目。

关注张先生的情绪及身体的变化，做好日常护理及陪伴，减少因子女不能陪同体检的失落感。

（三）服务内容及流程

1. 诊前服务

（1）陪诊服务风险信息收集

张先生日常体健，自理能力良好，无重大基础疾病，根据《陪诊服务风险信息收集》表评估，故陪诊服务风险属于无风险。提醒张先生体检前3天忌酒，清淡饮食。

（2）双方协商、制定陪诊服务方案

确认张先生的基本信息及体检中心的地址；

询问既往史：冠心病史；

用药史：无规律服药；

见面时间地点：就诊当天 7:30 某体检中心门口；

离别地点：某体检中心门口，协助张先生打车；

交通工具：出租车。

（3）签订《陪诊服务协议》

与张先生签订《陪诊服务协议》，填写《陪诊服务保险》个人信息，并购买单次服务保险。

（4）就诊前一天

提醒张先生就诊前准备信息，前 1 天不喝浓茶、咖啡等刺激性饮料，20:00 后禁食，24:00 后禁水，保持空腹 8—10 小时；保证充足睡眠，避免剧烈活动和情绪激动；睡前洗澡，做好个人卫生，清洁口腔、鼻腔、外耳道；体检当天穿着轻便宽松、易穿脱的衣服及鞋袜，不佩戴首饰及手表；体检当日避免晨练；携带身份证、医保卡等体检资料。

（5）就诊当天

提前 1 小时到达某体检中心，熟悉某体检中心布局，各诊室的分布及餐厅、卫生间的位置。

提前到达约定地点等待张先生，接到张先生后，自我介绍，并出示相关证件，与张先生确认是否携带身份证、医保卡，并做好物品的交接，帮助张先生保管个人物品，一起抵达某体检中心；其间注意张先生的情绪及身体变化。

2. 诊中服务

陪同张先生至服务台入检，根据智能导检提示，到对应科室进行体检。

优先进行空腹项目检查，如抽血、腹部彩超、胃幽门螺杆菌检测

（C14呼气试验），空腹检查项目完成后帮助张先生领取早餐，协助其进餐。

指导张先生正确留取尿液标本（需取中段尿，也可以理解为排尿中间的部分）。

以家属的身份，陪同张先生根据引导完成相应的检查。

候诊中，积极地与张先生沟通，给予日常饮食建议、交流养生保健，了解张先生的兴趣爱好，寻找切入点，以专业沟通技巧减少张先生对家人不能陪同的失落感。

体检结束后，将引导单交回服务台，并咨询领取报告的时间及方式。

整理体检票据等资料，交还给张先生。

3. 诊后服务

电话联系张先生儿子，转达领取体检报告的时间及方式。

陪同张先生离开某体检中心，告知领取体检报告的时间，并在陪诊服务清单上签字确认。

协助张先生使用打车软件打车，并送至上车。

陪诊服务结束后48小时内进行回访，回访内容应包括但不限于陪诊服务质量评估、陪诊服务需求评估、陪诊服务改进建议、陪诊服务满意度评价。

（四）服务评价与总结

1. 服务评价

服务态度：陪诊师在提供陪同服务中，充当"临时家人"，给予心理疏导及生活上的帮助，弥补家属不能陪同的失落感。

专业能力：陪诊师应合理安排体检项目，空腹检查项目优先完成。

陪诊服务结束后24小时内，应将陪诊档案所需资料进行收集、整理、补充、完善并归档。

陪诊服务结束后48小时内电话回访，告知张先生领取体检报告的时间及方式；主动询问张先生对于此次陪诊服务的意见及建议。

2. 总结

陪诊师的角色不仅仅是提供就诊过程上的帮助，更重要的是提供心理上的支持，使张先生在就医过程中感到安心和被关心。在陪同服务中，尊重张先生，不干扰患者的体检过程，保护张先生的隐私。

三、案例 3　代问诊

王阿姨，独居，72 岁，双膝关节疼痛，做了双膝核磁共振（MRI）等检查，诊断为双膝关节退行性改变，家属在陪诊平台下单，申请某医院骨关节科李主任代问诊服务。

（一）案例分析

1. 背景

王阿姨近半年双膝关节疼痛，双膝关节肿胀变形，影响日常生活，告知子女，并在子女的陪同下在当地医院检查、治疗。

2. 客户信息

王阿姨，72 岁，双膝关节肿胀、变形，活动后加剧，在当地医院就诊并完成 MRI 检查，诊断为双膝关节退行性改变，医生建议手术治疗，但遭到王阿姨的反对。子女考虑到王阿姨的身体状况及后期的生活质量，想听取多位医生的建议，故在陪诊平台下单，申请异地就医代问诊服务。

（二）服务要点

王阿姨疾病信息咨询及记录。

确保王阿姨及其家人与医生的有效沟通。

秉持相互尊重的原则，尊重医生看诊制度、尊重患者的决定。

（三）服务内容及流程

1. 诊前服务

（1）双方协商、制定陪诊服务方案

　了解王阿姨目前的身体状况，了解此次就医的主要诉求；

　收集王阿姨既往检查资料，包括电子版及纸质版报告、MRI 胶片等；

　确认就诊医疗机构、就诊时间、就诊医生；

　确认服药情况及既往过敏史。

（2）签订《陪诊服务协议》

　与王阿姨签订《陪诊服务协议》，填写《陪诊服务保险》个人信息，并购买单次服务保险。

（3）就诊前一天

　再次与王阿姨联系，应诊时间内确保手机通畅，网络良好。

（4）就诊当天

　提前到达某医院，并告知王阿姨及其家属。

2. 诊中服务

　协助王阿姨及其家属完成线上挂号、缴费，如需代付费，应征得王阿姨及其家属的认可，并保留好缴费凭证。

　诊室门口签到，等候区等待叫号，根据叫号情况联系王阿姨及其家人，保持通话通畅。

　应诊时，主动告知医生，根据医生意见以视频、电话的形式让王阿姨及其家属与医生直接沟通，并做好记录。

　根据王阿姨及其家属的决定完成代缴费、预约检查等服务。

3. 诊后服务

　电话联系王阿姨及其家人，如实转达医生的诊断、注意事项、治疗方式及其预后情况。

　整理缴费票据及相关资料，快递送还给王阿姨。

　陪诊服务结束后 48 小时内进行回访，回访内容应包括但不限于确认王阿姨及其子女收到医生的诊断结果和治疗建议；主动询问王阿姨的病情是否有改善，是否按照医嘱进行治疗锻炼；根据王阿姨及其子女的意见，明确下次跟进的时间及方式；给予适当的心理支持和鼓励，强调生活方式改变和心理健康的重要性。

（四）服务评价与总结

1. 服务评价

服务效率：陪诊师在王阿姨不方便就诊的情况下，自行完成预约挂号、候诊应诊等环节，帮助王阿姨完成线上就诊，得到有效的治疗方案。

服务态度：陪诊师在代问诊服务中，能详细地收集王阿姨的疾病信息，帮助王阿姨及其子女，在应诊中使用智能化设备与医生进行有效的沟通，缓解其焦虑心情，并做好应诊记录。

专业能力：陪诊师具备一定的医学知识，了解医疗保险政策，根据需要协助王阿姨完成异地就医备案，根据医嘱，给予健康宣教及居家运动指导。

陪诊服务结束后 24 小时内，应将陪诊档案所需资料进行收集、整理、补充、完善并归档。

陪诊服务结束后 48 小时内电话回访，主动询问王阿姨目前的身体状况，并对于此次代问诊的意见及建议。

2. 总结

代问诊服务提高了就医效率，为王阿姨得到更及时的治疗提供了依据，也节省了时间。使用智能化工具，提供更高效、便捷、个性化的服务。做好心理疏导，不给王阿姨带来压力，不过多地询问王阿姨的病情和治疗方案，保护王阿姨的隐私。

四、案例 4　陪同治疗

李先生，70 岁，脑梗死后，在某医院康复科进行康复治疗，因子女无法陪同，故在陪诊平台下单，申请 5 月 6 日下午 14:30，陪诊师陪同李先生前往某医院康复科进行康复训练。

（一）案例分析

1. 背景

李先生近半年一直在某医院康复科进行康复训练，本周因子女无法陪同进行康复训练，故申请陪诊师进行陪同康复治疗。

2. 客户信息

李先生，70 岁，2 年前在无明显诱因下突发脑梗死；经治疗后，左侧肢体偏瘫，左上肢肌力 4 级，左下肢肌力 3 级；轮椅使用中，患有高血压病史 4 年，降压药规律服药中，血压维持在 130—145/78—86 mmHg。

（二）服务要点

陪诊服务全流程，充当"临时家人"。

陪诊服务风险信息收集。

重点关注李先生途中安全及康复训练中安全。

（三）服务内容及流程

1. 诊前服务

（1）陪诊服务风险信息收集

跌倒风险：李先生左侧肢体偏瘫，左上肢肌力 4 级，左下肢肌力 3 级，轮椅使用中，根据《陪诊服务风险信息收集》表评估，故陪诊服务跌倒风险属于低风险。

疾病突发风险：李先生属于疾病稳定期，情绪平稳，但口服降压药，需要关注血压的变化，根据《陪诊服务风险信息收集》表评估，故陪诊服务疾病突发风险属于低风险。

（2）双方协商、制定陪诊服务方案

确认李先生的基本信息及就诊医疗机构、就诊科室、就诊时间；

询问既往史：脑梗死病史 2 年，高血压病史 4 年；

用药史：口服降压药；

见面时间地点：就诊当天 14:30 某医院 1 号门；

离别地点：某医院 1 号门，协助李先生打车；

交通工具：出租车。

（3）签订《陪诊服务协议》

与李先生签订《陪诊服务协议》，填写《陪诊服务保险》个人信息，并购买单次服务保险。

（4）就诊前一天

再次与李先生家人联系，提醒整理李先生就诊相关资料，包括以往病历、身份证、医保卡、个人物品（小点心、水等）；根据李先生的身体状况，整理工作包，携带血压计、血氧仪及包装完好的点心。

（5）就诊当天

提前 1 小时到达某医院，熟悉某医院布局，了解门诊康复治疗室位置，熟悉从挂号处至康复治疗室候诊区的最佳路线、了解楼层卫生间、开水房的位置。

提前到达约定地点等待李先生，接到李先生后，自我介绍，并出示相关证件，与家人做好交接，帮助李先生测量血压，与家人确认是否带齐就诊相关资料，核对、清点李先生随身携带物品及就诊资料。

2. 诊中服务

按照既定路线到达康复治疗室候诊区，根据治疗项目选择诊室进行治疗，陪同治疗时，详细记录康复训练的注意事项及要点。

协助做好治疗项目间的转运工作，随时观察其有无异常症状和反应，协助如厕、饮水等需求服务。

治疗结束后，与康复治疗师确认剩余治疗次数，并做好记录，整理汇总李先生的病历记录等原始资料。

3. 诊后服务

陪同李先生离开诊疗区将其送至 1 号门，向李先生转达康复训练注意事项，告知下次治疗时间，移交病历、医保/就诊卡，并在陪诊服务清单上签字确认。

协助李先生使用打车软件打车，并送至上车。

电话联系李先生家属，提醒在下车点等待李先生，并如实转达李先生康复治疗结果、在家康复训练注意事项，告知下次治疗的时间。

陪诊服务结束后 48 小时内进行回访，回访内容应包括但不限于陪诊服务质量评估、陪诊服务需求评估、陪诊服务改进建议、陪诊服务满意度评价。

（四）服务评价与总结

1. 服务评价

服务效率：陪诊师合理规划就医路线，减少途中时间。

服务态度：陪诊师在陪同服务过程中，帮助李先生使用轮椅。

服务质量：陪诊服务涵盖了陪同李先生康复治疗的全过程，确保李先生的安全。

专业能力：陪诊师具备一定的医学知识，给予健康宣教及康复训练指导。

陪诊服务结束后 24 小时内，应将陪诊档案所需资料进行收集、整理、补充、完善并归档。

陪诊服务结束后 48 小时内电话回访，告知居家进行康复训练的注意事项，康复治疗剩余次数及下次康复治疗时间；主动询问李先生对于此次陪诊服务的意见及建议。

2. 总结

确保李先生在康复训练、候诊或休息期间始终在陪诊师的视线范围内。遵守相关法律法规，不私自拍摄、录音等训练场景，保护李先生的隐私。陪诊师的专业能力和服务态度得到了服务对象的认可，有助于建立良好的合作关系。

五、案例 5　陪同检查

王先生，57 岁，独居，家人在国外；因身体不适，前去医院就诊，经过一系列检查后，医生建议他做 PET-CT 检查寻找潜在病变。在接到医生建议后，王先生有些担心和紧张，不知道如何进行，通过朋友介绍，找到了陪诊师小李。

（一）案例分析

1. 背景
根据医院规定，PET-CT 检查需要家属陪同；王先生有家族肺癌史。

2. 客户信息
王先生，57 岁，既往体健，无慢性疾病，近半年前反复出现发热、咳嗽、无痰，自行服药后情况好转；1 周前再次出现干咳，痰中带血丝，偶有胸痛，诊断为肺部感染，建议做 PET-CT 进一步检查。

（二）服务要点

了解王先生的病情和医生建议进行的 PET-CT 检查相关信息。这包括检查的目的、过程、可能的风险和注意事项等。

向王先生解释 PET-CT 检查的必要性、过程和安全性，以缓解他的紧张和担忧。同时，应给予王先生情感支持。

密切关注王先生情绪和需求，确保其舒适和满意度。随时与王先生沟通，听取他的意见和反馈，并据此调整服务内容和方式。

尊重王先生的生活习惯，在陪诊服务中，保护其隐私。

（三）服务内容及流程

1. 诊前服务
（1）陪诊服务风险信息收集
王先生体健，思路清晰，根据《陪诊服务风险信息收集》表评估，故陪诊服务风险属于无风险。

（2）双方协商、制定陪诊服务方案

确认王先生的基本信息及就诊医疗机构、就诊科室、就诊时间；

询问既往史：无慢性疾病；

见面时间地点：就诊当天 7:30 某医院 1 号门；

离别地点：某医院 1 号门；

交通工具：出租车。

（3）签订《陪诊服务协议》

与王先生签订《陪诊服务协议》，填写《陪诊服务保险》个人信息，并购买单次服务保险。

（4）就诊前一天

再次与王先生联系，提醒王先生准备就诊相关资料，包括以往病历、检查报告单、身份证、医保卡、个人物品（小点心、水等）；告知王先生做好胃肠道准备，检查前 1 天选择高蛋白 / 低碳水化合物的食物，如肉蛋类（牛肉、鸡肉、鱼肉、鸡蛋），不要过量进食淀粉类食物（大米、面条、馒头、稀饭、土豆等）。禁食 6 小时以上，饮温白开水不受限制，但禁饮含糖、酒精及咖啡类饮料。

检查前 1 天尽量减少高强度运动和重体力劳动，保证良好休息，以避免出现肌肉过度摄取显像剂，或是局部运动损伤所引起的摄取显像剂，从而影响疾病诊断。

（5）就诊当天

提前 1 小时到达某医院，熟悉某医院布局，了解影像科的位置，熟悉从挂号处至影像科候诊区的最佳路线，了解楼层卫生间、开水房位置。

提前到达约定地点等待王先生，接到王先生后，自我介绍，并出示相关证件，确认是否带齐就诊相关资料，核对、清点随身携带物品及就诊资料。

2. 诊中服务

按照既定路线到达影像科候诊区，安排王先生在候诊区休息，完成取号、签到等手续，协助填写相关表格。

告知 PET-CT 检查流程，减缓其紧张心理，协助王先生完成检查前准备：测量身高、体重、空腹血糖；病史采集。

注射显像剂后，陪同王先生在候诊室安静等待，根据医嘱协助饮水，做好生活照护。

检查结束后，并整理汇总病历等资料，询问领取报告时间并告知王先生；鼓励其多饮水，协助医务人员做好健康宣教、饮食指导及心理疏导。

3. 诊后服务

陪同王先生离开诊疗区送至 1 号门，转达检查后注意事项、饮食指导，告知领取报告时间；移交王先生病历、医保 / 就诊卡等物品，并在陪诊服务清单上签字确认。

协助王先生使用打车软件打车，并送上车。

陪诊服务结束后 48 小时内进行回访，回访内容应包括但不限于陪诊服务质量评估，陪诊服务需求评估、陪诊服务改进建议、陪诊服务满意度评价。

（四）服务评价与总结

1. 服务评价

服务态度：陪诊师在陪同服务中，提供心理支持，帮助王先生缓解紧张情绪。

专业能力：陪诊师具备一定的医学知识，协助给予 PET-CT 检查后的健康宣教及饮食指导。

服务质量：服务涵盖了陪同检查的全过程，为王先生提供了便捷、省心的服务体验。

陪诊服务结束后 24 小时内，应将陪诊档案所需资料进行收集、整理、补充、完善并归档。

陪诊服务结束后 48 小时内电话回访，告知王先生领取报告的时间及方式；主动询问王先生对于此次陪诊服务的意见及建议。

2. 总结

陪同检查服务提升了就医体验,避免王先生的迷惘和焦虑。陪同检查服务提高了检查效率,有助于加快诊断和治疗进程。陪诊师的专业能力和服务态度得到了王先生的认可,有助于建立良好的合作关系。陪同检查服务能够为王先生提供心理支持,能更好地应对检查过程中的紧张和不安,提高了陪诊服务的满意度。

陪诊师从业技能要求

（T/YLXHB 000012-2024，上海市养老服务行业协会
2024 年 7 月 1 日发布，2024 年 7 月 1 日实施）

1 范围

本文件确立了陪诊师的工作任务及从业技能要求。

本文件适用于陪诊师从业技能教学和评价，相关用人单位的人员聘用、培训和考核可参照使用。 也适用于行业协会、认证机构实施从业技能评价活动。

2 规范性引用文件

下列文件中的内容通过文中的规范性引用而构成文件必不可少的条款。其中，注日期的引用文件，仅该日期对应的版本适用于本文件；不注日期的引用文件，其最新版本（包括所有的修改单）适用于本文件。

GB/T 19025 质量管理能力管理和人员发展。

3 术语和定义

下列术语和定义适用于本文件。

3.1 陪诊服务（medical treatment companion service）

陪同服务对象至医疗机构并协助接受医疗诊治的相关服务。

3.2 陪诊师（medical treatment companion attendant）

运用基本健康卫生知识和护理技能，陪同并协助患者接受医疗诊治的

人员。

4　基本要求

4.1　综合素养

4.1.1　诚实守信、尊老爱幼、有同理心、尊重患者隐私。

4.1.2　知法守法，无违法犯罪记录。

4.1.3　具备最少初中普通教育程度或相当文化程度，并经培训获得相关资格证书。

4.1.4　身心健康状况良好，并持有健康证，适合提供陪诊服务。

4.1.5　熟悉陪诊服务相关政策法规、服务规范。

4.1.6　具备良好的沟通能力。

5　职业要求

5.1　培训和考核时长

5.1.1　培训标准总课时长不少于 36 h，其中理论知识培训标准总课时长不少于 28 h，实操培训标准总课时长不少于 8 h。

5.1.2　考核标准总时长不少于 4 h。

5.2　培训内容

5.2.1　理论知识

（一）职业道德和相关法律法规

　　（1）职业道德

　　（2）职业守则

　　（3）陪诊服务相关法律和规定

（二）基础知识

　　（1）职业概论

　　　　1）职业的定义与特点

　　　　2）职业的工作任务与要求

　　　　3）职业的工作场景与岗位

（2）医疗机构服务概况

    1）医院与医疗机构分级

    2）科室设定及相关职能

    3）就诊流程及注意事项

    4）各类常规检查及注意事项

    5）住院及转院办理流程及注意事项

    6）社会基础医疗保险及商业保险知识

（三）专业知识

（1）必备基础医疗知识

（2）常见慢病与多发病的概念

（3）药品相关基础知识

（4）老年人身心特点及护理要点

（5）简易评估工具的应用

（6）沟通能力与技巧

（7）职业健康保护

（四）其他知识

（1）医疗机构及医师信息查询

（2）线上预约挂号

（3）报告、票据查询及保存方法

（4）各类终端操作能力

5.2.2　基础技术应用

（一）生命体征观察

（1）体温

（2）血压

（3）血糖

（4）血氧

（5）脉搏

（二）急救的基础知识

（1）心肺复苏操作

（2）紧急伤口处理方式

（3）呛噎的急救处理方式

（4）中暑的急救处理方式

（5）低血糖的急救处理方式

（三）院感基本知识

（1）隔离消毒基础知识

（2）手卫生

（四）体位转移技巧

（五）陪诊实操演练

5.3 培训方式

5.3.1 开展线下培训的，采用讲授法、演示法、研讨法和视听法等综合培训方式确保培训质量。

5.3.2 应提供符合培训目标的信息资料和设备。

5.3.3 培训师资团队应具备医疗护理相关经历，至少一名教学人员持有中级护士以上资格证。

5.3.4 应至少配置一名培训负责人，统筹协调培训活动，包括但不限于

——培训的时间；

——培训场地安排；

——培训资料。

6 工作要求

根据 GB/T 19025 质量管理能力管理和人员发展指南的要求策划、实施陪诊服务从业人员能力发展培训。

表 1 给出了陪诊师职业的工作要求与对应的技能要求。

表1　陪诊师从业的工作要求及技能要求

服务流程	工作内容	技能要求	相关知识要求
1.诊疗前	1.1 评估与健康档案	1.1.1 对患者的身体状况、认知能力和家庭情况进行评估，并划分风险等级 1.1.2 向患者或家属解释服务流程 1.1.3 征得患者或家属同意后签署服务协议 1.1.4 为患者建立健康档案，并在服务过程中逐步完善	1.1.1 基础医疗知识和老年人的身心特点，简易评估工具 1.1.2 沟通能力与技巧 1.1.3 陪诊服务相关法律和规定 1.1.4 职业的工作任务与要求，各类服务终端操作方法
	1.2 就诊前沟通	1.2.1 向患者了解病情并确定就诊期望 1.2.2 了解患者慢病病史、各项指标情况并记录 1.2.3 了解患者用药情况并准备用药清单 1.2.4 了解患者偏好的就诊机构以及就诊时间	1.2.1 沟通能力与技巧 1.2.2 基础医疗知识和常见慢病和多发病概念 1.2.3 药物相关知识 1.2.4 职业的工作任务与要求，医疗机构与医疗机构分级、就诊流程
	1.3 就诊方案	1.3.1 根据1.1和1.2的情况制定就诊方案 1.3.2 制定出行方案 1.3.3 预约挂号、接收预检	1.3.1 医疗机构分级和科室设定及相关职能 1.3.2 职业的工作任务与要求 1.3.3 就医流程及注意事项
	1.4 就诊前交接	1.4.1 就诊前交接，包括对患者身体状况的确认和常规检查的相关准备交接和物品交接 1.4.2 资料交接，包括病历、检查报告、医保卡/就诊卡/身份证	1.4.1 卫生健康基础知识和老年人的身体和心理特征 1.4.2 职业的工作任务与要求
2.诊疗中	2.1 协助就诊	2.1.1 协助患者安全到达就诊场所 2.1.2 协助患者告知医生就诊主要目的 2.1.3 协助患者告知医生其他慢病情况 2.1.4 协助患者告知医生用药情况 2.1.5 就诊过程中的照护，如协助如厕、移动、饮水等，必要时密切关注患者生命体征	2.1.1 安全协助患者移动的技术，如体位转移技巧 2.1.2 与专业医护人员的沟通技巧 2.1.3 基础医疗知识和常见慢病和多发病概念 2.1.4 药物相关知识 2.1.5 基础医疗知识和老年人的身心特点、院感基本知识、生命体征观察及急救的基础技术应用

续表

服务流程	工作内容	技能要求	相关知识要求
2. 诊疗中	2.2 陪同检查	2.2.1 协助完成相关检查 2.2.2 领取检查报告	2.2.1 和 2.2.2 各类常规检查及注意事项
	2.3 取药服务	2.3.1 按照处方取药 2.3.2 核对药物种类、数量和服药方式	2.3.1 就医流程和职业的工作任务 2.3.2 药物相关知识
3. 诊疗后	3.1 就诊后交接	3.1.1 协助患者安全到达指定交接点 3.1.2 将 1.4.2 的资料交接给患者或家属 3.1.3 向患者或家属交接药物、用药指导、复诊复查时间及注意事项 3.1.4 双方确认就诊结束	3.1.1 安全协助患者移动的技术，如体位转移技巧 3.1.2、3.1.3、3.1.4 职业的工作任务
	3.2 健康档案更新	3.2.1 就本次就诊情况更新患者健康档案	3.2.1 职业工作要求
	3.3 回访与复诊	3.3.1 定期回访，提醒复诊时间	3.3.1 职业工作要求

7 水平评价要求

7.1 申请条件

7.1.1 经过从业技能培训达到规定标准课时，并获得结业证书。

7.2 评价方法

7.2.1 评价范围为理论知识、实操技术。

7.2.2 理论知识考核以笔试、机考等方式评价人员对从业要求和相关知识的掌握情况。

7.2.3 实操技能考核采用现场操作、模拟操作和现场口述等方式评价人员对相关专业技能的掌握情况。

7.2.4 按照附录 A 实施评价，理论知识考核和实操技能考核皆应及格且总成绩达 60 分（含）以上者为合格并获得证书。

注：按照 60% 核算每个部分的及格分数，即理论知识考核的及格分数为该部分总得分的 60%，实操技能考核的及格分数为该部分总得分的 60%。

7.3 评价人员

7.3.1 专业知识考核的监考人员配比不低于 1:15,每个考场配置不少于 2 名监考人员。

7.3.2 实操技能考核中的考评人员配比不低于 1:3,至少配置 3 名(含)以上单数考评人员。

7.3.3 综合评审委员为 3 名(含)以上单数。

7.4 评价场地

7.4.1 专业知识考试在指定场所进行。

7.4.2 实操技能考核应在具备考核条件的场所中进行。

附录 A

（规范性）

陪诊师职业技能评定表格

表 A.1 给出了陪诊师职业技能评价方式及赋分的基础说明。

表 A.1

	技能要求	分值	扣分
理论知识	理论知识	60	
实操技能	就诊前服务模拟实操	5	
	就诊中服务模拟实操	10	
	就诊后服务模拟实操	5	
	生命体征实操	5	
	院感基本技能实操	5	
	急救基础技能实操	5	
	体位转移技巧	5	
总得分			

注：按照 60% 核算每个部分的及格分数，即理论知识考核的及格分数为该部分总得分的 60%，实操技能考核的及格分数为该部分总得分的 60%；仅在两部分的分数皆及格的条件下，两部分得分相加形成总得分。总得分 60 分（含）以上为合格。

参考文献

［1］《中华人民共和国老年人权益保障法》(中华人民共和国主席令第七十三号，自 1996 年 10 月起实施）

［2］国家卫生健康委办公厅关于开展老年医疗护理服务试点工作的通知（国卫办医函〔2021〕560 号）

［3］国家卫生健康委办公厅关于印发国家医学中心管理办法（试行）和国家区域医疗中心管理办法（试行）的通知（国卫办医政发〔2022〕17 号）

［4］国家卫生健康委办公厅关于印发医疗机构门诊质量管理暂行规定的通知（国卫办医发〔2022〕8 号）

陪诊服务规范

（T/YLXHB 000013-2024，上海市养老服务行业协会

2024 年 7 月 1 日发布，2024 年 7 月 1 日实施）

1 范围

本文件规范了陪诊服务基本要求、服务要求、管理保障、服务评价与改进。

本文件适用于提供陪诊服务的组织开展陪诊服务的全流程。

2 规范性引用文件

下列文件中的内容通过文中的规范性引用而构成文件必不可少的条款。其中，注日期的引用文件，仅该日期对应的版本适用于本文件；不注日期的引用文件，其最新版本（包括所有的修改单）适用于本文件。

GB/T 42195-2022 老年人能力评估规范

T/CGSS 035-2023 老年陪诊服务规范

T/YLXHB 000012-2024 陪诊师从业技能要求

3 术语和定义

下列术语和定义适用于本文件。

3.1 陪诊服务（medical treatment companion service）

陪同患者至医疗场所并协助接受医疗诊治的相关活动。

3.2 陪诊师（medical treatment companion attendant）

运用基本健康卫生知识和护理技能，陪同并协助患者接受医疗诊治的人员。

4 基本要求

4.1 陪诊服务组织应依法成立，并具有法人主体资格。

4.2 陪诊师应经过相关业务培训并考核合格。

4.3 开展陪诊服务应与患者签订陪诊服务协议。

4.4 陪诊服务应尊重患者，保护患者隐私。

5 服务要求

5.1 服务内容

5.1.1 诊疗前服务

包括但不限于：

——了解患者基本病情并对其进行风险评估；

——制定服务方案，签订陪诊服务协议；

——提醒患者做好就诊前准备；

——就诊前交接。

5.1.2 诊疗中服务

包括但不限于：

——协助预检挂号；

——陪同候诊应诊；

——陪同检查；

——缴费取药。

5.1.3 诊疗后服务

包括但不限于：

——安全送达交接地点；

——清点交接物品、药品；

——遵医嘱指导用药；

——交代相关注意事项；

——服务完成确认。

5.2 服务流程

5.2.1 诊疗前服务

5.2.1.1 应提前收集并确认患者基础信息、患者的生活活动能力和陪诊服务风险信息，接送时间、地点。陪诊服务风险信息收集表样式参见附录 A。

5.2.1.2 与患者确认陪诊服务方案并签署陪诊服务协议。陪诊服务方案确认单样式参见附录 B。陪诊服务协议样式参见附录 C。

5.2.1.3 完成远程预约挂号，并将预约结果通知患者或其亲属。

5.2.1.4 确保患者就诊前携带就诊相关资料，包括以往病历或检查资料、身份证、就诊卡、医保卡、手机及患者个人随身物品等。提醒患者做好特殊就医前的准备工作。

5.2.1.5 陪诊师确保准时到达约定地点，办理交接。

5.2.2 诊疗中服务

5.2.2.1 确认患者带齐就诊所需证件与相关资料。

5.2.2.2 陪同患者到达医院，协助完成预检、取号（或挂号），在相应科室的候诊区陪同候诊。

5.2.2.3 就诊中视患者身体状况需求提供协助如厕、饮水和进餐等护理服务，并做好生命体征的观察。

5.2.2.4 应根据需要，提供陪同应诊服务。

5.2.2.5 应诊期间，协助患者与医生交流相关信息。

5.2.2.6 协助完成缴费、陪同检查、取药等服务。

5.2.2.7 如需手术或住院治疗，征得患者及其亲属同意后，协助办理相关手续。

5.2.3 诊疗后服务

5.2.3.1 诊疗结束后，将患者安全送达约定地点。

5.2.3.2 向患者及其亲属，转达医嘱及服药等注意事项，移交有关资料和物品，并在陪诊服务清单上确认。陪诊服务清单样式参见附录 D。

5.2.3.3　陪诊服务结束后 24 小时内，陪诊师应收集陪诊档案所需资料，并整理归档。

5.2.3.4　陪诊服务结束后 48 小时回访，回访内容包括但不限于陪诊服务质量评估，陪诊服务需求评估、陪诊服务改进建议等。

6　管理保障

6.1　人员管理

6.1.1　提供陪诊服务组织应提供服务保障人员，确保陪诊服务顺利进行

6.1.2　陪诊服务组织聘用陪诊师应符合 T/YLXHB 000012-2024 要求

6.1.2.1　应根据 T/YLXHB 000012-2024 要求接受培训及评价，考试合格后方可上岗。

6.1.2.2　具备真实、完整叙述和记录陪诊服务过程的能力。

6.1.2.3　应定期参加继续教育，达到规定课时。

6.1.2.4　熟悉医疗机构基本布局和就诊流程。

6.1.3　服务组织应开展陪诊服务培训，并符合以下要求

6.1.3.1　制定年度陪诊培训计划。

6.1.3.2　根据计划定期开展与陪诊服务相关的理论培训及技能培训。

6.1.3.3　根据陪诊服务中的反馈意见，进行专项再培训。

6.1.4　服务组织应通过培训、技术交流等，使陪诊师掌握以下技能

6.1.4.1　掌握一定的医学知识，了解慢性病及多发病的相关知识。

6.1.4.2　掌握陪诊服务中常用的护理操作技能及急救技能。

6.1.4.3　掌握医疗机构的就诊流程。

6.1.4.4　掌握院感知识及技能。

6.1.4.5　能使用评估工具。

6.1.4.6　掌握陪诊沟通技巧。

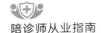

6.2 档案管理

6.2.1 服务组织应建立培训服务档案管理制度。

6.2.2 档案资料应包括陪诊服务协议、陪诊服务风险信息收集表、陪诊服务确认单、陪诊服务清单和陪诊记录等。

6.2.3 各项记录应及时、准确、完整。

6.2.4 陪诊服务档案应一人一档，保存期不少于 3 年，自服务结束第二日起算。

6.3 第三方保险制度

服务组织应为患者及陪诊师购买服务保险。

6.4 信息化管理平台

陪诊服务组织宜建立信息管理平台或智慧化监控管理系统，对陪诊服务进行全程监督与追溯。

7 服务评价与改进

7.1 服务组织应收集患者、家属及其他相关方的反馈意见。

7.2 针对发现的问题，提出并执行相应改进措施。

7.3 收集数据，比较改进前后反馈，找出改进措施的有效性和不足之处，根据结果，采取进一步的行动，持续改进。

附录 A

（资料性）

陪诊服务风险信息收集表

表 A.1 给出了陪诊服务风险信息收集表的样式。

表 A.1 陪诊服务风险信息收集表

姓名：		性别：	年龄：	
约定地址：			评估时间： 年 月 日	时
	项 目		**评分标准**	**分值**
跌倒风险	近 3 月有无跌倒		□无：0 □一次：3 □两次以上：4	
	多于一个疾病诊断		□无：0 □是：1	
	步行需要帮助		□否：0 □是（拐杖、轮椅）：1	
	高危用药如镇痛药（患者自控镇痛、PCA 和阿片类药）、抗惊药、降压 2 个及以上利尿剂、催眠药、泻药、镇静剂和精神类药数量		□1 个高危药物：3	
			□2 个及以上：5	
			□24 h 内有镇静史：7	
	步态 / 移动		□能自行移动：0 □不能移动：2	
	视力障碍		□否：0 □是：2	
	精神状态		□自主行为能力：0 □无控制能力：10	
	□无危险 0—2 分；□低度危险 3—5 分；□高度危险 >6 分			
走失风险	近 3 月有无走失事件发生		□无：0 □有：3	
	适应环境变化能力		□否：0 □是：2	
	精神状态		□良好：0 □差：1	
	失语		□否：0 □是：2	
	认知能力	是否诊断有老年痴呆	□否：0 □是：2	
		没有经过诊治但有疑似症状	□否：0 □是：1	
		是否有短期记忆丧失	不能找到家 □否：0 □是：2	
			不认识家人 □否：0 □是：2	
	□无危险 0—2 分；□低度危险 3—4 分；□高度危险 >5 分			

续表

项 目		评分标准		分值
疾病突发风险	疾病稳定期	□是：0	□否：5	
	按时服用常规治疗药物	□是：0	□否：5	
	长期服药自行中断	□是：10	□否：0	
	情绪状态	□良好：0	□差：10	
	□无危险 0—5 分；□低度危险 5—15 分；□高度危险 >15 分			
搬运风险	管路	□无：0 □有	□胃管：3	
			□导尿管：5	
			□引流管：10	
	伤口	□无：0 □有	□压疮：3	
			□烫伤：5	
			□术后伤口：10	
	□无危险 0 分；□低度危险 3—5 分；□高度危险 >5 分			
备注	以上四个模块陪诊风险判定： 须家属陪同：高风险次数≥1； 建议家属陪同：高风险次数为 0，4≥低风险次数≥1； 无需家属陪同：高风险次数为 0，低风险次数为 0。			

附录 B

（资料性）

陪诊服务方案确认单

表 B.1 给出了陪诊服务方案确认单的样式。

表 B.1　陪诊服务方案确认单

患者姓名		性别		年龄	
联系电话		紧急联络人		联系电话	
陪诊师	姓名：　　　　　　　　　　联系电话：				
使用辅具	□ 轮椅　□ 爬楼机　□ 福祉车　其他：□ 租赁 □ 自备				
约定时间					
约定地点					
离别地点					
患者基本信息	本次就诊的具体诉求： 现病史： 既往史： 用药史： 拟就诊时间： 拟就诊医院： 拟就诊科室： 拟就诊专家：				
服务风险综合评估结果					
确认签字：			日期：		

附录 C

（资料性）

陪诊服务协议

下面给出了陪诊服务协议的示例。

示例：

陪诊服务协议

甲方：（陪诊服务组织）

地址：　　　　　　　　　联系方式：

乙方：（陪诊服务需求方）

地址：　　　　　　　　　联系方式：

为给患者提供专业、安全、高效的陪诊服务，甲乙双方经协商，就甲方为乙方提供陪诊服务事项达成共识，签订本协议，甲乙双方共同遵守。

一、协议期限　　年　月　日　时　至　　年　月　日　时

二、服务内容

根据乙方提出的陪诊申请，甲方提供全程陪诊服务，内容包括：

（一）陪诊前服务

1. 甲方接到乙方陪诊申请，应于 24 小时之内，由陪诊师通过电话和上门形式，向患者或其亲属，全面了解本次陪诊服务具体需求和一般情况，评估陪诊服务风险。

2. 甲方依据评估结果制定陪诊方案，陪诊方案得到患者及其亲属认可后签订本协议并预付陪诊服务定金。

（二）陪诊中服务

1. 甲方陪诊师接到陪诊服务派工单后 1 小时内，电话或上门与患者及其亲属协商履行陪诊方案的细节，包括接送地点、是否使用交通工具及其他具体事宜。

2. 甲方陪诊师按照陪诊方案实施陪诊服务。

3. 陪诊结束，患者被安全送达商定地点后，甲方移交陪诊中获取的与患者有关的病历、处方、取药和检查或治疗的缴费票据等资料，患者或其亲属验收后在服务清单上签字确认。

4. 甲方陪诊师提供服务收费清单，患者及其亲属确认后，全款支付陪诊服务费用（转账支付）。

（三）陪诊后服务

甲方陪诊服务后 48 h 内，电话回访陪诊服务满意度；处理申请缴费发票等事宜。

三、甲乙双方的权利义务

1. 乙方应确保提供的信息真实，包括但不限于病情、病危、传染病、易跌倒等情形。

2. 本协议生效期内，乙方不得再与甲方经营范围相同或相似的企业或者其他个人签订协议。

3. 甲方应确保提供的陪诊师均须是经过培训，考核合格后上岗提供服务。

4. 甲方提供的陪诊服务应自受理陪诊申请之时作为开始。

5. 甲方陪诊人员在执行陪诊服务时，应佩戴服务组织标志。

6. 甲方不得将乙方提供的信息材料提供给第三方使用。如有发生，甲方承担由此产生的损失和法律责任。

四、费用支付

1. 甲方在陪诊服务伊始，收取陪诊服务定金＿＿元/次。

2. 甲方提供的陪诊服务计费时间，自陪诊师与患者汇合时起分别时止，按照＿＿元/小时的标准支付陪诊服务费；原则上，应在陪诊服务定金基础上多退少补。

五、违约责任

1. 本协议全部条款甲乙双方均须严格遵守，任何一方违约应承担违约责任，并按照陪诊服务定金的 3 倍，支付违约金。

2. 如果乙方客户单方面取消陪诊服务，须在陪诊服务计时开始前 24 h

以上通知甲方，则可取消本次陪诊服务，不收取任何费用；24 h 以内（包括 24 h）之后不得取消订单，否则视为违约。

3. 乙方因自身原因导致就诊延误，自行承担责任。

4. 双方因违约纠纷协商不成，可在所在地提起诉讼，依法裁决。

六、本协议自双方签字（盖章）后生效。本协议一式两份，甲乙双方各执一份，具有同等法律效力。

七、未尽事宜由双方协商解决。

甲方：（盖章）   **乙方：**（盖章）

法定代表人（签字）：   患者 / 委托代理人（签字）：

　　　年　　　月　　　日   　　　年　　　月　　　日

附录 D

（资料性）

陪诊服务清单

表 D.1 给出了陪诊服务内容清单。

表 D.1　陪诊服务清单

时段	陪诊服务内容	完成确认（√）
服务前准备	1. 收集并确认患者基础信息、患者的生活活动能力和陪诊服务风险信息，接送时间、地点。	
	2. 确认陪诊服务方案并签署陪诊服务协议。	
	3. 协助完成远程预约挂号。	
	4. 提醒携带就诊相关资料，包括以往病历或检查资料、身份证、就诊卡、医保卡、手机及就诊者个人随身物品等。	
	5. 提醒患者做好特殊就医前的准备工作。	
	6. 准时到达约定地点，办理交接。	
服务中陪同	1. 确认患者带齐就诊所需证件与相关资料。	
	2. 到约定医院取号 / 挂号、在候诊区陪同候诊。	
	3. 就诊中视患者身体状况需求提供协助如厕、饮水和进餐等护理服务，并做好生命体征的观察。	
	4. 根据需要，提供陪同应诊服务。	
	5. 应诊期间，协助患者与医生交流相关信息。	
	6. 协助完成缴费、陪同检查、取药等服务。	
	7. 如需手术或住院治疗，征得患者及其亲属同意后，协助办理相关手续。	
服务后交付	1. 将患者安全送达约定地点。	
	2. 向患者及其亲属，转达医嘱及服药等注意事项，移交有关资料和物品。	
	3. 陪诊服务结束后 24 h 内，陪诊师应收集陪诊档案所需资料，并整理归档。	
	4. 陪诊服务结束后 48 h 回访，回访内容包括但不限于陪诊服务质量评估，陪诊服务需求评估、陪诊服务改进建议等。	
陪诊结束时间：	陪诊师：	服务对象或服务对象亲属：
填表日期：　　年　月　日		

参考文献

［1］中华人民共和国老年人权益保障法（2018 年 12 月 29 日第十三届全国人民代表大会常务委员会第七次会议第三次修正）

［2］国家卫生健康委办公厅关于开展老年医疗护理服务试点工作的通知（国卫办医函〔2021〕560 号）

［3］国家卫生健康委办公厅关于印发《国家医学中心管理办法（试行）》和《国家区域医疗中心管理办法（试行）》的通知（国卫办医政发〔2022〕17 号）

［4］国家卫生健康委办公厅关于印发医疗机构门诊质量管理暂行规定的通知（国卫办医发〔2022〕8 号）

图书在版编目(CIP)数据

陪诊师从业指南 / 徐启华主编. -- 上海 ：学林出
版社，2024. -- ISBN 978-7-5486-2030-3

Ⅰ. R4-62

中国国家版本馆 CIP 数据核字第 20244JH383 号

责任编辑　许苏宜
封面设计　谢定莹

陪诊师从业指南

徐启华　主编

出　　版	学林出版社	
	（201101　上海市闵行区号景路 159 弄 C 座）	
发　　行	上海人民出版社发行中心	
	（201101　上海市闵行区号景路 159 弄 C 座）	
印　　刷	上海商务联西印刷有限公司	
开　　本	720×1000　1/16	
印　　张	14	
字　　数	21 万	
版　　次	2024 年 10 月第 1 版	
印　　次	2025 年 5 月第 3 次印刷	
ISBN 978-7-5486-2030-3/R·4		
定　　价	68.00 元	